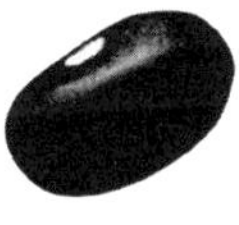

黑豆簡單吃，瘦出好體質

{black soy bean}

吳倨——編著
王玫君——審訂

推薦文

黑豆營養豐富，自古即作為藥食兩用。歷代本草書對於黑豆皆有記載，清朝黃宮繡所著《本草求真》有精譬見解，可作為歷代中醫學對黑豆藥用心得的總結：「黑大豆，專入腎。味甘，性平，色黑體潤。按豆形象以腎，本為腎穀，而黑豆則尤通腎，加以鹽引，則豆即能直入於腎也。時珍*曰：『豆有五色，惟黑豆屬水性寒，腎為寒水之經，故能治水消脹，制風熱而活血。所謂同氣相求也。』故書有言服此令人澤肌補骨，止渴生津，非其補腎之力歟；身面浮腫，水痢不止，痘瘡濕爛，得此則消，非其入腎去水之力歟；頭項強痛，卒中失音，得此則除，非其制風之力歟（此虛風也，若純外風內中，則不須此）；熱毒攻眼，乳巖發熱，得此則癒，非其解熱之力歟；便血赤痢，折傷墮墜，得此則良，非其活血之力歟⋯然體潤性壅，多服令人身重。加甘草則解百藥毒。」

---

*註：時珍，指李時珍，《本草綱目》作者。

現代科學則是以化學分析的角度來研究黑豆，發現黑豆中蛋白質、胺基酸、脂肪、維生素、微量元素和粗纖維的含量豐富。其中蛋白質含量高的可達百分之四十以上，居豆類之首，是牛肉、雞肉、豬肉的兩倍多，是牛奶的十二倍，不僅蛋白質含量高，而且品質好，其中蛋白質的胺基酸組成和動物蛋白相似，其賴氨酸豐富並接近人體需要的比例，更容易消化吸收。脂肪含量達百分之十五，以不飽和脂肪酸為主，占脂肪酸總量的百分之八十以上，其中必需脂肪酸亞油酸含量占百分之五十五以上，吸收率高達百分之九十五以上，易於消化吸收，不會沉積在血管壁上，是動脈硬化的改善劑。

黑豆中富含的鈣是人體補充鈣質的極好來源；黑豆的鉀含量豐富，鉀在人體內起著維持細胞內外滲透壓和酸鹼平衡的作用，可以排除人體多餘的鈉，有效預防和降低高血壓；黑豆中的鐵可預防人體缺鐵性貧血；黑豆中微量元素如鋅、銅、鎂、鉬、硒、氟等的含量都很高，而這些微量元素對延緩人體衰老、降低血液黏稠度等非常重要，可促進膽固醇代謝、預防心血管疾病。

從營養學的角度看，黑豆除了具有優質的蛋白質、不飽和脂肪酸、礦物質、維生素B群等，也含有許多的抗氧化成分，包括傳統營養素維生素E，還有近代研究發現的新營養素，例如異黃酮素、花青素、皂素等植物化學素等。黑豆中含有豐富的維生素E，是一種抗氧化劑，能清除體內自由基，減少皮膚皺紋，保持青春健美；黑豆中含有的異黃酮類，不僅可降低血中膽固醇，並且能緩解女性更年期停經後的不適症狀，有文獻指出，它能減低女性罹患乳癌和子宮頸癌的機率；此外，黑豆中的花青素也是強效的抗氧化劑來源，能消除體內的自由基，具有抗老化的功效；此外，在豆皮和豆渣中含有纖維素、半纖維素等物質，每一百公克黑豆粗纖維含量高達四公克，具有預防便祕和增強胃腸功能作用。研究發現，黑豆的升糖指數很低，只有十八，而平日作為主食的白米飯卻高達八十八，是黑豆的五倍，因此，黑豆很適合糖尿病患者和希望控制血糖的人及減肥者食用。

台灣的黑豆產量豐富，早期的栽培主要集中在南部秋裡作田，栽培的面積曾多達七百多公頃。可是到了七〇年代後，黑豆的栽培逐漸沒落而終至消失，所需要的黑豆大都由國外進口。直到民國八十七年，行政院農業委員會台南區農業改良場申請命名通過黑豆品種台南三號及五號，開始以契作生產透過加工業者合作，輔導多類黑豆健康食品問世，台灣黑豆產業才又開創了新機*。

黑豆依其子葉的顏色可以分成青仁黑豆和黃仁黑豆兩種。青仁黑豆適合用來做黑豆粉、黑豆茶、碳培黑豆、浸酒入藥、藥材等；黃仁黑豆則適合作成蔭油、豆豉、味噌、蜜黑豆等。台南三號為青仁黑豆，是國內黑豆第一個申請命名的品種，其品質、色澤及風味都比進口黑豆好，目前台南三號所生產的黑豆產品有：黑豆飲料、黑豆長壽湯、烏豆酒、調味黑豆速食粉、烏豆豆腐、烏豆休閒食品、黑豆冰淇淋等。台南五號為黃仁黑豆，特色是籽粒大、蛋白質含量高、產量豐、蔭油加工品質佳。製成蔭油加工成品的品質比進口原料好，加工後的產品不論在鮮度、甘味、香味，都有很高的評價。台南五號除了可供作蔭油市場的加工用原料，也能作為蜜黑豆、味噌、豆豉類等食品。

《黑豆簡單吃，瘦出好體質》這本書，除了詳細分析及論述黑豆的成分及功效，並介紹許多實用的黑豆食療方，其中還有一個部分是許多使用者的見證實例。相信看了這本書的人都會有個感想：「原來黑豆有這麼多的功效，我怎麼現在才知道！」是的，它是本來就在我們身邊而經常被忽視的寶物，它的價格低廉，取得容易，自製食療方也都很簡單，只要持續食用，就能改善一些莫名的痠痛、疲勞感，也能預防早衰，因為它是經證實有效的抗氧化物！

想要健康美麗的人生，現在就開始用黑豆保養吧！

中醫師　王玟君

*註：資料來源於台南市下營區農會。

目次

第二章

黑豆就要這樣吃

第三章

黑豆食療體驗記

附錄

各式黑豆產品

黑豆水／黑豆烏龍茶／黑豆玄米煎茶／牛蒡黑豆茶／黑豆麥茶／黑豆醋／黑豆玄米抹茶／黑豆玄米抹茶拿鐵／黑豆抹茶／黑豆咖啡／黑豆酒／蜜黑豆／黑豆漿

第一章

揭開黑豆的面紗

黑豆簡介

黑豆又名黑大豆、烏豆，是豆科植物大豆的黑色種子，外皮是黑色的，正因為它黑色的外皮，所以才被稱為黑豆。

黑豆的外皮雖是黑色的，內裡種子卻是黃色或綠色的，依顏色的不同，可分為青仁黑豆與黃仁黑豆兩種。

黑豆原為溫帶作物，喜歡溫暖，耐高溫，栽培黑豆的適當溫度落在十八～三十度之間，而且要有適量的日照，黑豆才能正常開花結莢並成熟。

黑豆的原產地是中國的遼寧、吉林與安徽，在台灣，早期黑豆的生產地是在屏東、潮州、恆春一帶，目前的主要產地則集中在台南、屏東。

黑豆除了可直接入菜食用，也能進行加工做成各類食品，像是黑豆粉、黑豆茶、蔭油、豆豉、味噌等，也能拿來泡酒做成黑豆酒。

黑豆的營養豐富，不僅可供人食用，早期農村盛行綠肥栽培時，也多把黑豆當作綠肥用，像是恆春烏豆、青仁黑豆等。這些大豆品種耐溼、耐旱、抗風性強、有機質鮮草量大，再加上還有絕佳的天然固氮效果，所以是一種很優良的綠肥作物。

黑豆的種類

一般來說，黑豆依種子不同的顏色可分為烏皮青仁豆以及烏皮黃仁豆。

目前台灣所種植的黑豆主要有恆春黑豆、屏東黑豆、青仁黑豆，而常見品種則有恆春黑豆、屏東黑豆、黑白美（以上皆為黃仁黑豆）及在來青仁黑豆。

＋青仁豆

剝皮後豆仁（子葉）是綠色的就是青仁豆，在台灣推廣栽培品種為台南三號。

青仁豆因為富含蛋白質、維生素、鐵質等，藥用價值高，所以較為名貴。

在中醫用藥上，青仁豆屬於滋補的佳品，有養陰補氣、滋補明目、祛風防熱、活血解毒以及烏黑秀髮等功用，既能內服，也可外敷；既能單獨食用，也能與其他藥物配合使用，發揮更大的功效。例如在《本草綱目》中就記載有五十九條用青仁豆來治病的處方。

青仁豆的用途廣泛，對內科、婦科、外科、耳鼻喉科以及藥物中毒等都有效，但一般多拿來用作清涼性的滋補以及強壯用藥物。

黃仁豆

豆仁呈黃色的就是黃仁豆，在台灣推廣栽培品種為台南五號。

黃仁豆是一種從日本引進的品種，營養成分很高，很適合用來做蜜餞，也深受日本人的喜愛。

除了從種子顏色來區分青豆仁、黃豆仁，還可以用產地來區分為台灣產和中國產。中國產的黑豆比較圓、光亮、大顆；台灣產的則比較沒那麼圓、較小顆，也不光亮，但吃起來的口味比較好。

目前台灣主要推廣的黑豆品種有青仁黑豆——台南三號以及黃仁黑豆——台南五號。

青仁黑豆的莢數多、粒籽小，比較適合用來浸酒入藥或烘豆食用，也能用來製成黑豆粉以及黑豆茶。

黃仁黑豆則因蛋白質含量高，所以適合用來作成蔭油、蜜黑豆、味噌等。

黑豆的營養

就營養學的立場來看，黑豆的營養價值與藥效遠高於其他豆類。近年來，國際間對黑豆多所注目，就是因為它特有的黑色素，在預防現代生活習慣病以及消除肥胖上很有效用。

黑豆的營養豐富，富含蛋白質、脂肪、維生素、微量元素等多種營養成分，還有多種生物活性物質，像是黑豆素、黑豆多醣和異黃酮等。

每一百公克的黑豆中含有的營養成分：

碳水化合物	三三·六公克	蛋白質	三六公克
膳食纖維	一〇·二公克	脂肪	一五·九公克
水分	九·九公克	灰分	四·六公克
鉀	一三七七毫克	磷	五〇〇毫克
鎂	二四三毫克	鈣	二二四毫克
維生素E	一七·三六毫克	胡蘿蔔素	三〇毫克
硒	六·七九毫克	鐵	七毫克
維生素A	五毫克	鋅	四·一八毫克
鈉	三毫克	錳	二·八三毫克
尼克酸	二毫克	核黃素	〇·三三毫克
銅	一·五六毫克	硫胺素	〇·二微克
熱量	三八一千卡	能量	一五九四千焦

蛋白質

黑豆的熱量低，但蛋白質含量很高，約有百分之四十五以上，其中，優質蛋白就比黃豆高出了有四分之一左右，是所有豆類中含量最多的，因此有「豆中之王」的美譽。

而且黑豆豐富的蛋白質含量，不僅不遜於富含蛋白質的肉類，甚至要高於肉類，是肉類（豬肉、雞肉）的兩倍、雞蛋的三倍、牛奶的十二倍，因此也被稱為是「植物蛋白肉」。

脂肪酸

脂肪酸可分為飽和脂肪酸與不飽和脂肪酸兩大類。從前文可得知，每一百公克的黑豆中含有十五．九公克的脂肪，經檢測得知，其中至少含有十九種的脂肪酸，而不飽和脂肪酸的含量則高達有百分之八十，其中有百分之五十五是亞油酸。

亞油酸對人體來說是非常重要的必須脂肪酸，又有「血管清道夫」的稱號。當膽固醇與亞油酸結合而在體內運轉時，就能有效調節膽固醇的代謝。若缺乏亞油酸，膽固醇就會和細胞、脂肪酸結合，然後沉澱在人體中，導致動脈硬化。所以在醫藥上，多會將亞油酸用於高血脂以及動脈硬化等症上。

灰分

灰分是食品的六大營養素之一，人體所需的各種無機鹽都是來自於食品的灰分，因此，灰分含量多的食品可說營養價值就比較高。黑豆中的灰分含量有百分之四．六，高於其他豆類許多。而其成分則是鋅、銅、鎂、鉬、硒等礦物質與微量元素。

維生素

維生素是對人體健康非常重要的一個元素，是生物體無法自行生產，需要透過飲食來獲取的必需營養成分。維生素能調節生物體的新陳代謝，一旦有所缺乏就會導致嚴重的健康問題，但若攝取過量又會引起中毒現象，要適量攝取才能保持身體強健。

黑豆中富含有多種維生素，特別是維生素E，在每一百公克的黑豆中就有一七．

三六毫克的維生素E。維生素E是一種脂溶性的維生素，是主要的抗氧化劑之一，可以保護人體細胞不受到自由基的侵害。人體若是缺乏維生素E，將會引發遺傳性疾病以及代謝性疾病。近來的研究更發現，維生素E可以抑制眼睛水晶體內的過氧化脂反應，使末梢血管擴張，改善血液循環。

此外，維生素E也能有效防治心腦血管疾病、腫瘤、糖尿病及其併發症、中樞神經系統疾病、運動系統疾病以及皮膚病等，效用可謂相當廣泛。

＋異黃酮

異黃酮是一種天然荷爾蒙，主要存在於豆科植物中，因此又被稱為「大豆異黃酮」。異黃酮被認為有防癌豐胸的功效，也能對抗老化，而且目前尚無出現顯著的副作用。此外，也有臨床研究指出，大豆異黃酮能有效緩和女性的更年期症狀。由於異黃酮是從植物中萃取而來，與女性雌激素結構相似，所以又有「植物雌激素」之稱。

一般乳癌患者為避免女性荷爾蒙增生，需避免服用動物性荷爾蒙，此時就可以大豆異黃酮來補充荷爾蒙。雖然黃豆的異黃酮含量豐富，但有實驗發現，黑豆中所含的異黃酮量其實是高於黃豆的。

皂素

皂素是一種存在於植物細胞內結構複雜的化合物，也是一種有重要藥用價值的植物活性成分。皂素能有效清除活性氧，穩定細胞膜，並保護生物膜以及亞細胞結構的完整性。

此外，有些皂素還具有免疫調節、抗炎、降血糖、抗腫瘤、降低膽固醇、保護肝臟、抗微生物以及心血管活性等生物活性。

多醣類物質

黑豆多醣為非還原性、非澱粉性的多醣，能有效清除人體的自由基，尤其是在清出超氧陰離子自由基上，能有效抗氧化。

而且經研究發現，黑豆中的多醣也能促進骨髓組織生長，具有刺激造血功能再生的作用。

此外，黑豆多醣體還能使癌細胞的生長趨緩，甚至可誘導人類的血癌細胞轉化為正常功能的顆粒細胞或巨噬細胞，加上它還具有提昇造血功能與抑制腫瘤生長的功效，可以減少癌症患者在進行治療時所產生的痛楚。

＋黑豆色素

黑豆色素是黑豆重要的生物活性物質之一，以黑豆皮為原料所提製而出的天然色素就稱為「黑豆紅色素」，在抗氧化的作用上非常明顯、有成效，能有效預防老化、美白肌膚，具有很高的營養價值。

基本上，黑豆和黃豆的營養成分大同小異，其共同性在於黑豆和黃豆都含有豐富的蛋白質、鉀、鎂、鈣、維生素B群等營養物質，以及可溶性膳食纖維和異黃酮類保健物質。不同的是，黃豆中含有少量胡蘿蔔素，黑豆中則含有葉綠素和黑色素等花色苷類物質。同時，黑豆中的蛋白質、鈣、鋅、維生素含量也比黃豆略高，這使得它在清火、利水、抗氧化等方面的作用更明顯，所以黑豆的營養價值更高。

黑豆的藥用價值在豆類中是獨具一格，所以中國自古以來就認為黑豆治病、美容、強身、抗衰老的功能，是黃豆所無法望其項背的。

黑豆營養價值豐富，用黑豆來熬排骨湯，可以增加纖維質，此外黑豆也很適合與米飯同煮，做成黑豆飯。富含蛋白質的黑豆飯非常適合素食者食用以補充蛋白質。

黑豆的功效

黑豆不只可以當成一般食材來用，傳統醫學上也認為味甘的黑豆，屬於平性滋補的強壯藥，能補腎、養生，藥食兩相宜。

在李時珍的《本草綱目》中就有提到：「常食黑豆，可百病不生。」書中除記載有許多服食黑豆養生、長壽的例子，也提到服食黑豆可以讓人增長氣力、筋骨強壯、顏色豐潤。

根據近代研究則發現，從黑豆皮中提取出來的物質能有助吸收鐵元素，所以食用帶皮的黑豆能夠改善貧血症狀。

＋降血壓

黑豆中的皂素能排出導致高血壓的鈉，保持血管內清潔，促進血液流通。而且皂素也能夠抑制脂肪的氧化，如此一來就能強化血管、增強血管的彈性。同時皂素還能防止血液凝固，讓血栓難以形成，所以能保持血液品質的正常，安定血壓。

而黑豆中的鈣、鎂等礦物質則能緩解內臟平滑肌的緊張（但不包括心臟的），達到擴張血管、促進血液流通的功用，從而能改善高血壓，因此對高血壓患者來說，黑豆是個很好的養生保健食品。

＋降低膽固醇

膽固醇是很多疾病的根源，黑豆基本上不含膽固醇，只有植物固醇，而植物固醇不僅不會被人體吸收利用，還會與其他食物中的膽固醇相互競爭吸收，能有效抑制人體吸收膽固醇、降低血液中膽固醇的含量。

此外，黑豆除了含有豐富的異黃酮，也有高含量的卵磷脂，其所含之卵磷脂可說是所有豆類中最高的。其中，異黃酮能調節胰島素的分泌量，藉此抑制血液中膽固醇與三酸甘油脂的增加，而卵磷脂則同樣有防止動脈硬化、降低膽固醇的作用。

+ 增強活力、補腎

傳統中醫有所謂五色入五臟的說法，亦即白、黑、綠、紅、黃這五種顏色的食物能對人體的心、肝、脾、肺、腎五臟起到保養的作用。其中，黑色屬水，腎也屬水，因此食用黑色食物就能加強腎臟的功能。而黑豆不只色黑，形狀也很像腎臟，因此古時的中醫多認為食用黑豆有補腎的作用。

人體的衰老往往是從腎開始，腎機能衰弱精力就會跟著減退，活力也會跟著消失，像是白髮、掉髮、頭髮分叉等都與腎衰有關，因此想要防老抗衰、增強活力，就要注重補腎。

+ 益脾

黑豆除了能補腎，也有健脾益氣的作用，同時還可以祛水。若有水腫困擾的人，長期吃黑豆能獲得極佳的利水作用。

＋養顏美容、抗衰老

古代很多重要典籍中都寫到了黑豆可以駐顏、明目、烏髮，使膚質變白皙細嫩的例子。在宋朝大文豪蘇軾的文章中也曾記述過，當時京城的少女們為了常保美貌而食用黑豆的情景。

黑豆之所以能夠美容、抗衰老，主要原因是其內含豐富的抗氧化劑維生素E、花青素、異黃酮、寡糖，以及食物纖維的果膠，這些成分對美容、保持肌膚年輕都很有幫助，而且又能活化腎臟的功能，促進排出體內多餘水分及老舊廢物。

尤其黑豆中維生素E的含量比肉類還高出五～七倍，而維生素E能清除人體內的自由基，減少皺紋、抑制黑斑、小細紋的形成。異黃酮則經證實能防止骨質疏鬆，有防癌、抗氧化等作用。此外，黑豆中含量頗多的泛酸（維生素B_5）也有促進烏髮的功能。

常吃黑豆還可以有效降低因黑色素沉澱所引起的黃褐斑和老年斑，在養顏美容方面的功效非常卓越。此外，黑豆中的纖維含量很高，能有效去除青春痘；鉀則能促進肌膚新陳代謝，消除面皰、改善粗糙肌膚，所以是極佳的美容食品。

改善貧血

根據最新研究發現，黑豆皮的提取物能提高人體對鐵元素的吸收，常吃帶皮的黑豆能有效改善貧血，而這主要是透過了人體內的鐵調素來進行。

鐵調素是由肝臟所產生，是人體鐵離子代謝的主要調節者，能調節人體內鐵穩態和鐵代謝。若鐵調素過於活躍，就會使血液中的含鐵量下降過度，進而限制紅血球細胞的合成，這就是造成貧血的原因之一。而經實驗證明，黑豆皮提取物能有效抑制鐵調素，讓它不致太過活躍，而且也能改善造血功能。

補充女性荷爾蒙

黑豆所含的異黃酮能夠補充女性荷爾蒙的不足。女性荷爾蒙在停經前後會出現分泌失常的現象。而女性荷爾蒙的作用除了在於保持自律神經的作用，也能加強鈣質的吸收，增加骨骼的強度。

若是女性荷爾蒙分泌不足，情緒就會變得比較不穩定，或者會覺得非常怕冷、頭暈目眩，而且也容易罹患骨質疏鬆症。而黑豆富含的異黃酮與女性荷爾蒙的卵胞激素具有相同的作用，所以能夠解消因女性荷爾蒙不足所引起的各種症狀。

＋防止大腦老化

黑豆中所含有的蛋黃素能強健大腦，而不飽和脂肪酸則能在人體內轉換成形成腦神經的主要成分——卵磷脂，因此能防止大腦老化、遲鈍。

此外，黑豆所含有的豐富微量元素如鈣、磷、鐵、鋅、銅、鎂、鉬、硒、氟等也都有延緩大腦衰老的作用。

＋消除膝蓋疼痛

中醫學認為，膝蓋與腎、肝、脾有著密切的關係，尤其腎又能左右骨骼的強健。黑豆中含有很多能夠消炎的亞油酸，以及能預防骨質疏鬆症及強化骨骼的皂素、鈣、鎂、磷等礦物質。膝蓋痛時，除了骨骼的問題，也需要一併注意關節、肌肉的部分，而黑豆有著能強化肝（肝與關節部位相關）、腎、脾（與肌肉相關）等臟器的作用，所以建議可以養成常吃黑豆的習慣。

有不少年長婦女之所以會出現膝蓋關節的疼痛是因為腎虛、氣血不足所引起的。若腎虛而引起氣血不足，多餘的水分就會入侵，導致血液循環停滯，引起膝蓋關節的疼痛。

除了因腎氣不足會引起膝蓋疼痛，也有很多人是因為過度肥胖，使膝蓋負擔過重所致，而黑豆在減肥上也能發揮很大的功效。

＋預防便祕

現代人多有便祕的問題，這是因為現代人的飲食多吃得精緻、講究，比較少有機會能攝取到粗纖維，以致加重了腸道的負擔，才容易引起便祕，導致發生痔瘡或腸癌。

黑豆中含有豐富的粗纖維及寡糖，這兩者不但能幫助腸道蠕動，且能有效、順利地排除體內毒素。此外，粗纖維具有良好的通便作用，而寡糖則有利於雙叉桿菌的增殖，從而改善腸內環境，達到整腸的功用。因此，每天適量攝取黑豆，就能有效幫助排便，預防便祕。

食用黑豆時的注意事項

有些書籍或坊間說法有提到，生吞黑豆能幫助排氣，提高體內新陳代謝，每日吃個二十～三十克，對健康十分有益。但沒煮過的黑豆太硬，吃下肚後不好消化，而且黑豆在運送過程中，也可能會發霉或沾上髒汙，所以最好能將黑豆洗淨、煮熟後再食用。

除了上述消化與衛生的問題，生黑豆裡含有的胰蛋白酵素抑制劑會防礙蛋白質的吸收，但經過加熱後，胰蛋白酵素抑制劑會被破壞，就能更好吸收蛋白質。

黑豆也不適合炒來吃，吃炒黑豆容易造成身體壅熱、傷脾、腹脹，引起便祕，而且蛋白質的消化率也不好，非常不適宜年紀大以及身體虛弱的人食用，所以建議吃黑豆時最好是用煮的。

黑豆的好處雖多，但也不能吃太多，根據《本草綱目》記載：「黑大豆，氣味甘平，無毒。久服，令人身重。」所謂的身重，指的就是會對身體有不良的影響；唐代藥王孫思邈則說黑豆是：「少食醒脾，多食損脾也。」；明代著名的本草著作《本草匯言》*也說：「（黑豆）性利而質堅滑，多食令人腹脹而利下矣。」這些都說明了黑豆不能吃太多。此外，腸胃功能不好、容易脹氣、冬天怕冷的人也要謹慎服用。

*註：《本草匯言》，明朝倪朱謨撰，共二十卷，前十九卷記載了六〇八味中藥，第二十卷則為藥學理論。

黑豆的挑選與保存法

挑選黑豆時要以顏色光亮、新鮮的為主。因為豆類容易受潮發霉，採購時最好要選擇新鮮乾燥、沒有霉味的。

買回來的黑豆要避免放在陽光直射之處，可以放在保鮮盒或是夾鍊塑膠袋裡，然後放入冰箱中冷藏保存。

由於豆類容易受潮，為了維持新鮮度，黑豆買回來之後最好能盡速食用。

第二章

黑豆就要這樣吃

醋漬黑豆

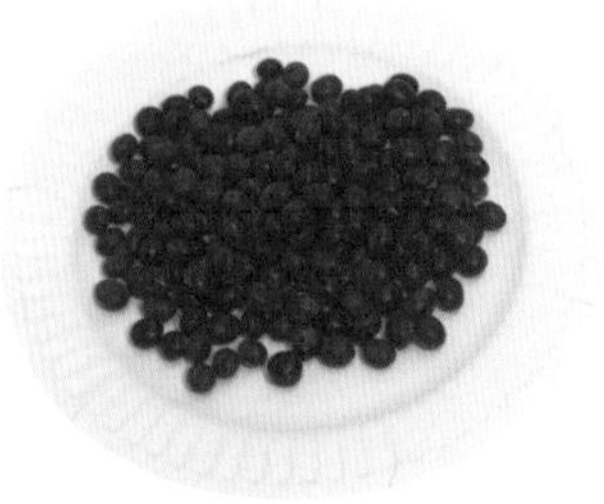
黑豆

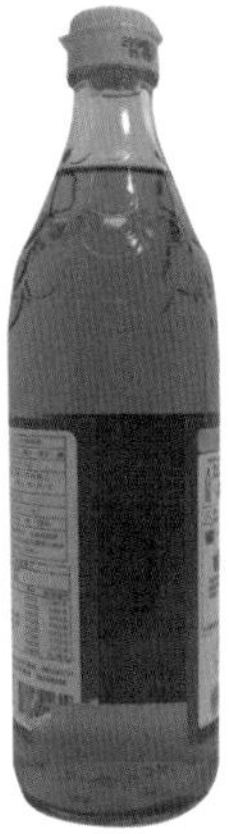
陳年醋

材料

黑豆　　適量
陳年醋　適量

作法

1 把黑豆洗淨後晾乾。
2 把晾乾後的黑豆放入鍋中以中火炒五分鐘。黑豆皮出現微裂時，轉小火繼續炒五分鐘後熄火。
3 把炒好的黑豆放涼十五～二十分鐘後放入容器內。
4 加入陳年醋，醃過黑豆即可，不要太多。
5 密封好蓋子後等一個星期即可食用。

功效

1 減緩心臟病。
2 降血壓、降血脂。
3 改善便祕。
4 治療慢性疲勞、肩膀酸痛。
5 抑制視力下降。

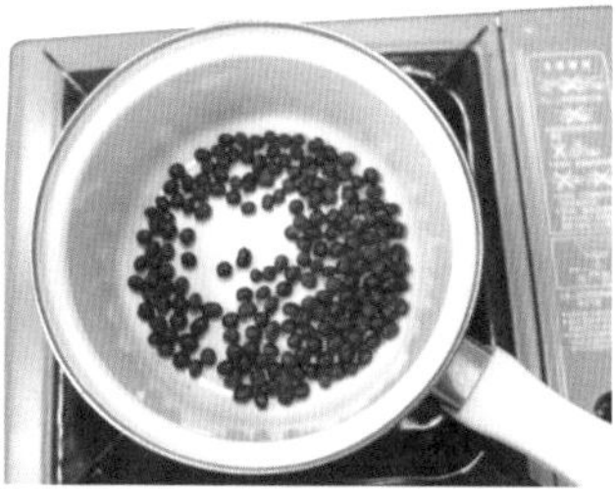
把黑豆放入鍋中炒

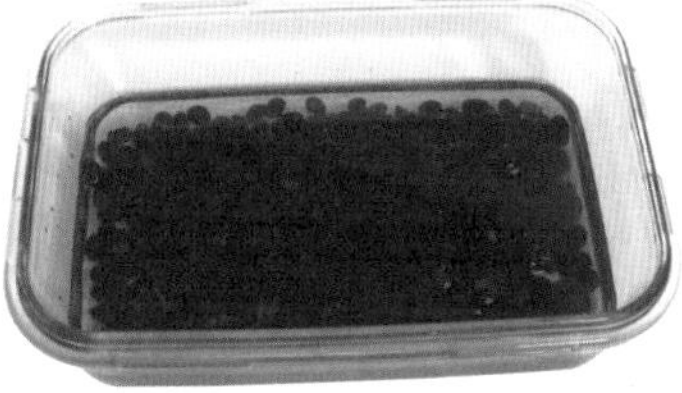
把醋加入黑豆中

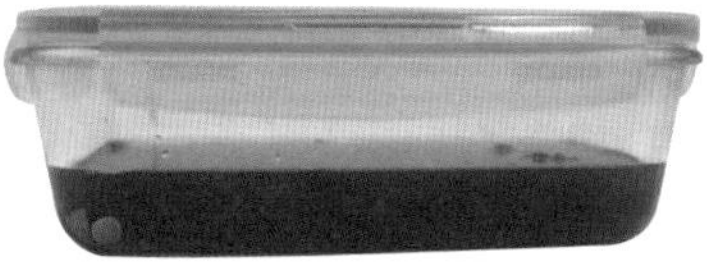
完成的醋黑豆

在明朝李時珍所寫的《本草綱目》中對於黑豆有如下的記載：「常食黑豆，可百病不生。」

黑豆能夠滋補肝腎，而肝腎的健康與否對改善視力也有很大的幫助，同時黑豆中也富含抗氧化成分的花青素以及對眼睛有益的類胡蘿蔔素。用醋來泡黑豆，能促進黑豆中的營養元素溶出，有助於高效攝取黑豆的營養。

人體要保持健康，血液與體液就必須維持在正常的弱鹼性，但因為我們習慣以動物性蛋白質和脂肪為食，所以體質容易偏酸性，而導致產生各種病痛。醋雖然嚐起來是酸的，但卻是一種能使身體變成鹼性的強鹼性食品，所以是維護身體健康不可或缺的食物，經常喝醋能起到消除疲勞以及軟化血管等作用。

醋的療效很廣，例如有淨化血液、抑制高血壓、防止動脈硬化、預防心臟病、防止肥胖、殺菌、預防肝病等等。

用醋來泡黑豆是中醫治療腎虛極為有效的藥方，因為醋能促進黑豆中的營養元素溶出，提高營養成分的攝取，強化黑豆效果。以糖尿病人來說，患者的血液較為黏稠，容易導致毛細血管的血流滯塞，促使動脈硬化發生。而醋能調節、淨化血液，所以對糖尿病很有幫助。除了對糖尿病有幫助，醋泡黑豆還有美容、減肥、補腎、明目、烏髮，以及有效改善便祕、高血壓、腰酸腿痛、高血脂等疾病的功效。日本一家生物研究所經研究後發現，食用醋泡黑豆八週後有百分之八十的人，血脂有明顯的下降。

醋漬黑豆是一種功能性的保健食品，食用醋漬黑豆可以預防視力下降、強健補身，所以非常適合需要長時間坐在電腦前工作的人。

醋漬黑豆做好後當天就可以食用，若吃不完，放入冰箱可保存半年，所以可一次多做些。

備註

①泡好的黑豆每天吃五~十粒即可。
②腸胃不好、容易脹氣的人要少吃。
③醋的部分，可用米醋或健康醋來代替陳年醋，但不要加太多，因為吃入過量的醋會刺激甚至是損傷胃黏膜。

中醫師的小提醒

正在服用抗生素或感冒服用中藥的人，不宜食醋。

黑豆水

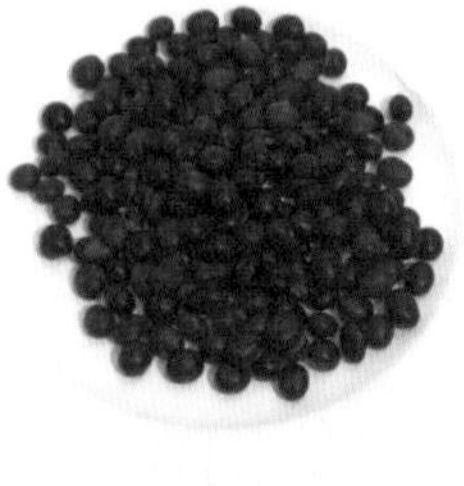
黑豆

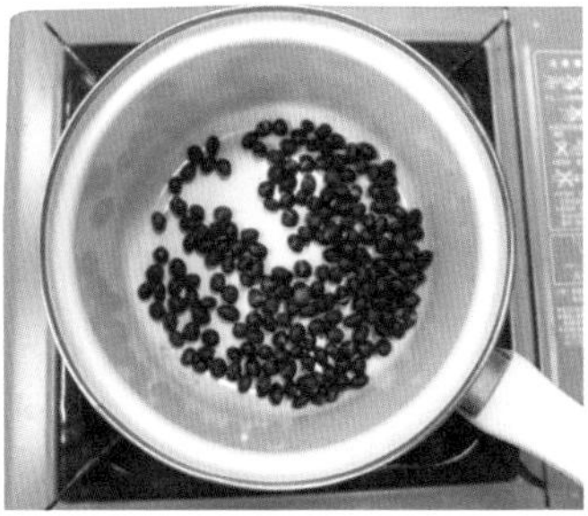
把黑豆放入鍋中炒

材料

黑豆　　二十克

作法

1 將二十克的黑豆洗淨晾乾後放入鍋中煎炒，約炒到有點香味，黑豆皮也有點爆開後就可起鍋。
2 將炒好的黑豆加熱水放入悶燒杯中，悶個十五分鐘就可以飲用了。

功效

1 烏鬚黑髮。
2 補血安神。
3 明目健脾、滋補腎臟。
4 消水腫、活血。
5 消脂、抑制脂肪吸收，降膽固醇。
6 消除便祕，改善膚質。
7 解毒補肝。
8 豐胸。

　　黑豆中富含多種營養成分，能補充人體所缺乏的各種營養素，排除殘留在人體內的毒素。黑豆中的皂素能排出導致高血壓的鈉，保持血管清潔、促進血液流通；黑豆中的胰蛋白酶和胰凝乳蛋白酶等能增強胰腺功能，促進胰島素分泌，並提高胰島素的功能，能有效改善糖尿病等；花青素能抗氧化，清除體內自由基；促進血液循環，改善血管彈性及靜脈曲張、消除水腫；皂素及纖維素則能有效防止脂肪進入小腸內被人體吸收，還能幫助脂肪順利排出體外，不會累積在體內。

　　而且，根據最新研究顯示，黑豆比起木瓜更具有豐胸的效果。因為黑豆中含有高達百分之四十的蛋白質、維生素B_6以及維生素E，這些營養素對豐胸都有極大的幫助。

　　此外，比起直接加熱，黑豆用冷水泡後喝會更有效。這是因為黑豆中所含的酶不耐

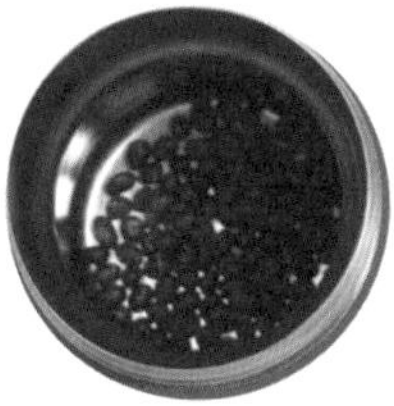

把炒好的黑豆放入悶燒杯中

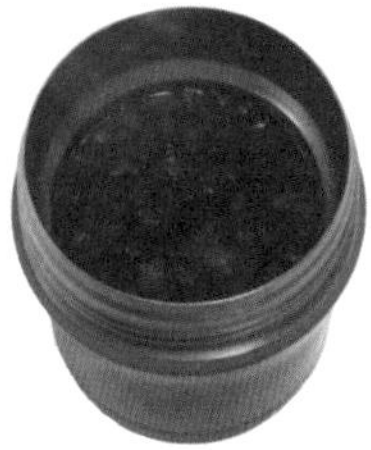

在悶燒杯中沖入熱水

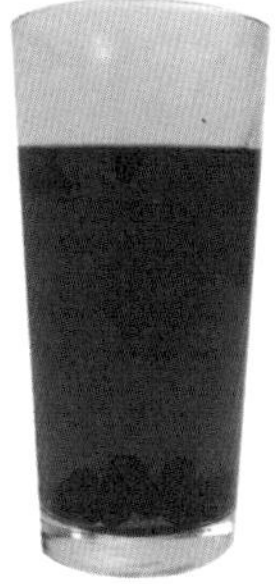

黑豆水

熱，一旦加熱，就會使得有效成分流失，因此，若能將黑豆直接泡在冷水中飲用，就能更好地吸收黑豆的有效成分。

若是用冷水來泡黑豆，會需要比較長的浸泡時間，一般是建議泡五個小時後再飲用。但若是用熱水煮，約煮個三~五分鐘就可飲用了。

備註

①泡黑豆的時候，黑豆會稍微有點褪色，水的顏色則會有些加深，這些都是正常的，但若在清洗黑豆時就發現黑豆有掉色的現象，或是泡黑豆的水顏色特別深，那就要注意該黑豆的品質。

②炒完後的黑豆可以用來泡兩次黑豆茶。若想吃泡完茶的黑豆，建議可以用小火再炒乾一次後再吃。

黑豆甘草茶

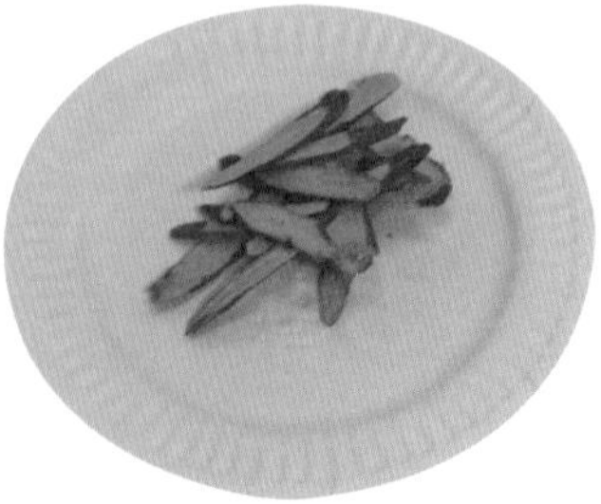
甘草

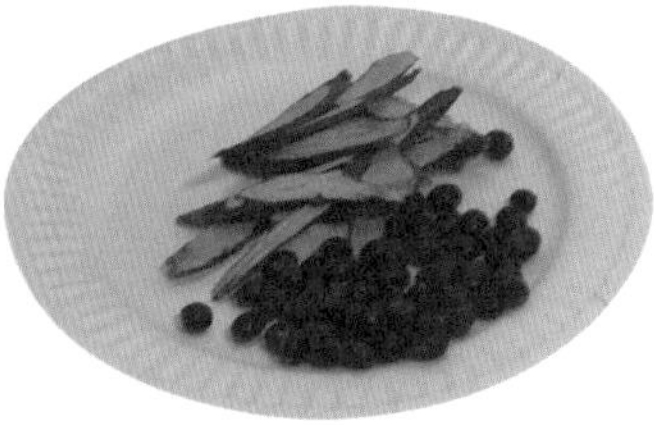
甘草+黑豆

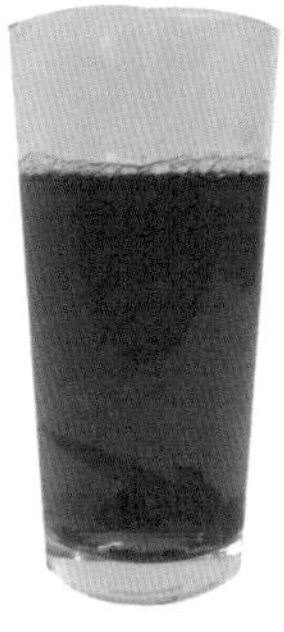
黑豆甘草茶

材料

黑豆　　約四十～五十顆
甘草　　二～三片

作法

1 將黑豆與甘草洗淨後置入保溫或悶燒杯中。
2 在杯中倒入熱水悶三十分鐘左右。
3 等水色明顯變深後，攪拌均勻即可飲用。

功效

1 養肝、解毒。
2 治療皮膚病，改善膚質，舒緩異位性皮膚炎。
3 排水利尿，消水腫。
4 活血氣。

甘草有解毒之王的稱號，是中藥裡用來解毒的主要藥材之一。李時珍曾說：「按古方稱大豆（實指黑豆）解百藥毒，予每試之，大不然，又加甘草，其驗乃奇。」

甘草性平，味甘，有清熱解毒、祛痰止咳、止痛甚至是抗癌等藥理作用，也能用於治療咽喉腫痛、腸胃道潰瘍、食物中毒等。在中藥配方中，多用甘草來補脾益氣，止咳潤肺，緩急解毒，調和百藥。

甘草入藥的歷史由來已久，南朝醫學家陶弘景甚至尊稱甘草為「國老」，意指其為眾藥之王，是調和藥性的好幫手，所以在中醫中也多會用甘草來中和烈藥，以減輕毒副作用。而且因為甘草的味道偏甜，也多會用在湯藥中，以減輕其苦味。

黑豆配上甘草的組合多是用來消水腫、解毒之用。不論是對異位性皮膚炎、腰酸、水腫、養肝等，都有不錯的療效。

備註

①青仁黑豆的功效比黃仁黑豆好，在選擇上可以青仁黑豆為優先。

②若有出現噁心、胸悶、腹脹症狀的人不適宜服用甘草。

黑豆漿

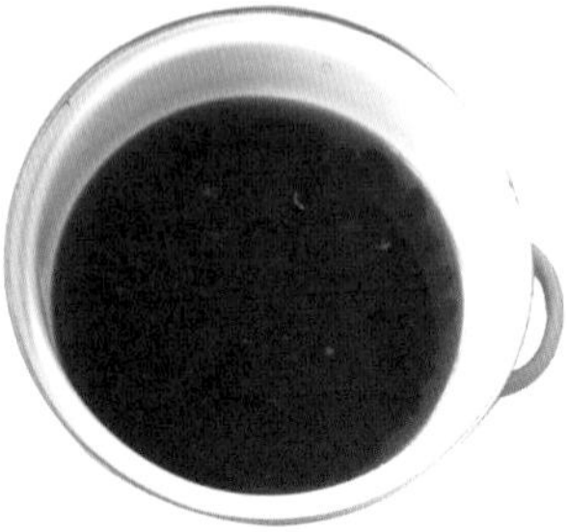

將黑豆泡水

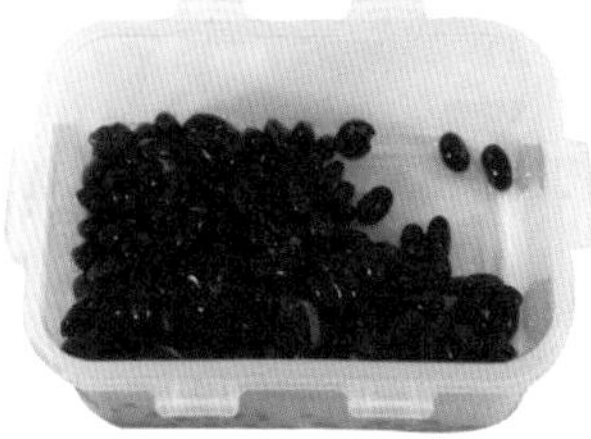

泡好的黑豆

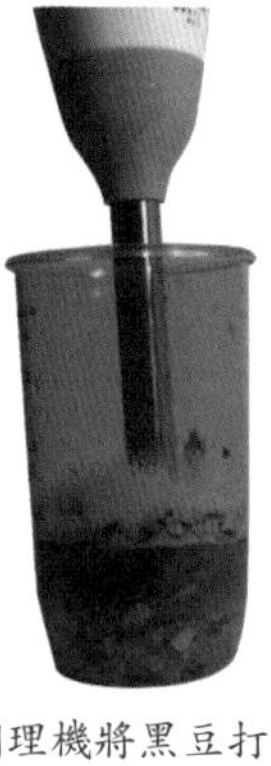

用食物調理機將黑豆打成汁

材料

黑豆
砂糖
水

作法

1 將黑豆洗淨，泡在水中約七～八小時，水要淹過黑豆約二～三倍高。
2 將泡好的黑豆及水放入果汁機或食物調理機中攪打（豆子跟水的比例是一比六）。
3 過濾打好的豆漿。
4 將過濾豆渣後的豆漿加熱煮熟後即可飲用。

功效

1 清熱解毒。
2 抗氧化，延緩老化，養顏美容，改善骨質疏鬆。
3 健脾利溼，活血利水。
4 降血脂，預防動脈硬化、心血管疾病。
5 緩解眼睛疲勞。
6 促進腸胃蠕動，改善便祕，幫助減肥。
7 治療風溼。

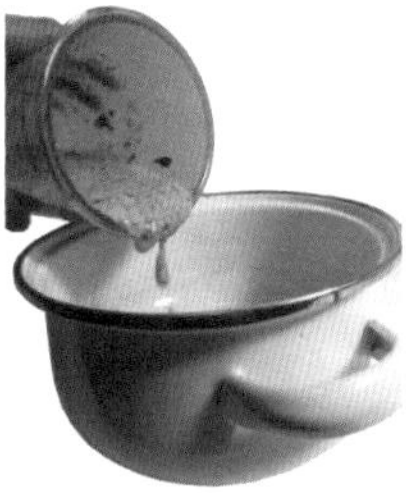
倒出打好的黑豆汁

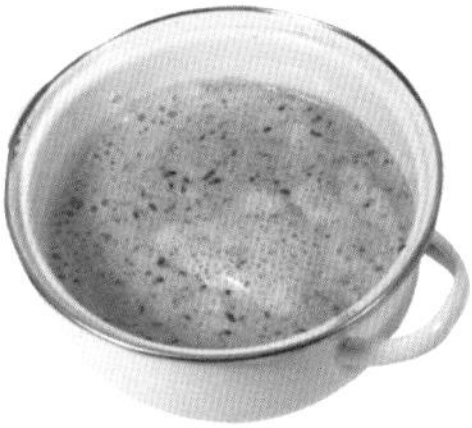
打好的黑豆汁

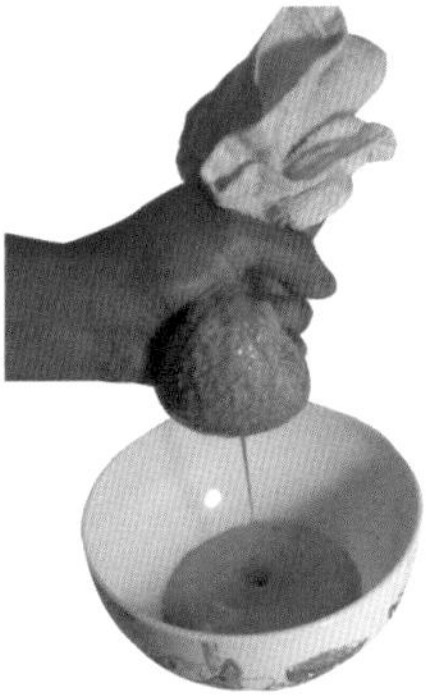
過濾豆渣

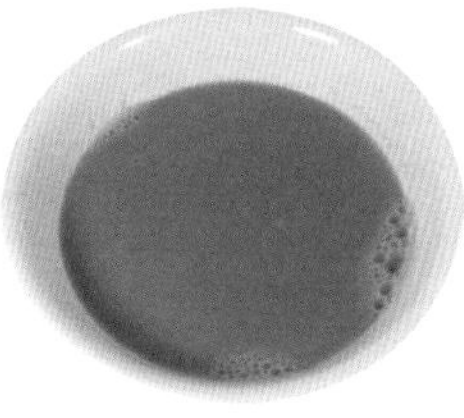
煮好的黑豆漿

黑豆中含有的不飽和脂肪酸能促進膽固醇的代謝，所以能降低血脂，預防心血管疾病。而且其高含量的纖維質也能促進腸胃蠕動，預防便祕。加上黑豆漿不像黃豆漿比較冷底，即便喝多了，也不用擔心會拉肚子。

備註

①空腹喝豆漿會妨礙營養吸收，所以請盡量避免空腹喝。

②打豆漿時，可用生豆直接去打，也能用熟豆去打。不論用生豆抑或熟豆去打，都要確認之後的豆漿是完全煮熟的。因為豆漿中含有皂毒素以及抗胰蛋白酶等成分，需煮沸五分鐘才能將其破壞，所以一定要確保打好的豆漿或是完全煮熟的，否則容易出現噁心、嘔吐、腹瀉、腹脹、腹痛、頭痛以及頭暈等現象。

③不要在豆漿中加入雞蛋，因為胰蛋白酶會破壞雞蛋中的蛋白質，使之失去營養。

④豆漿雖營養，但不宜喝太多，一天喝三百毫升就夠，若喝太多可能會引起過敏性蛋白質消化不良症。

⑤豆渣其實很有營養，不只有纖維質還有抗氧化物，所以如果能接受，盡量不要過濾掉豆渣，就這樣和豆漿一起喝下。

黑豆薏仁茶

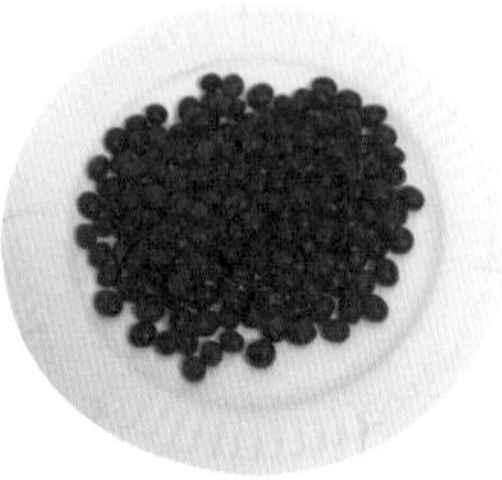
黑豆

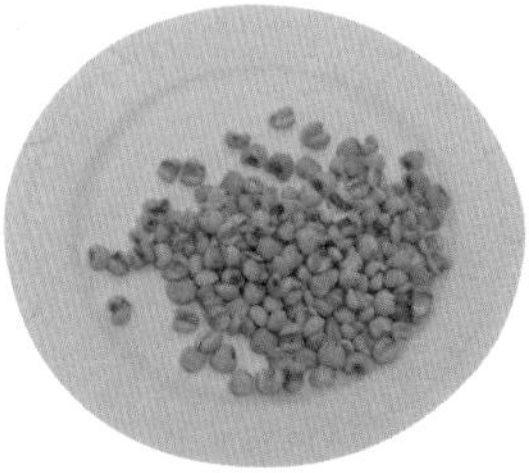
薏仁

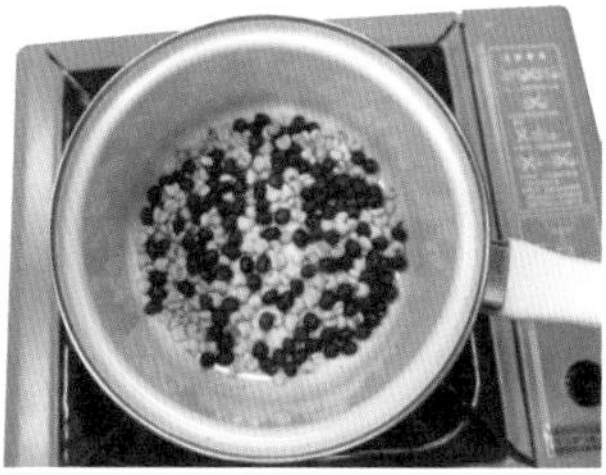
黑豆+薏仁

材料

黑豆　　二十克
薏仁　　二十四克

作法

1 將黑豆、薏仁洗乾淨後瀝乾水分。
2 將黑豆、薏仁放入鍋中，並加入約三百毫升的水，用大火煮沸後轉小火慢煮二十分鐘。
3 煮熟後過濾掉黑豆、薏仁即可飲用。

功效

1 補血益氣，改善臉色。
2 利尿排便。

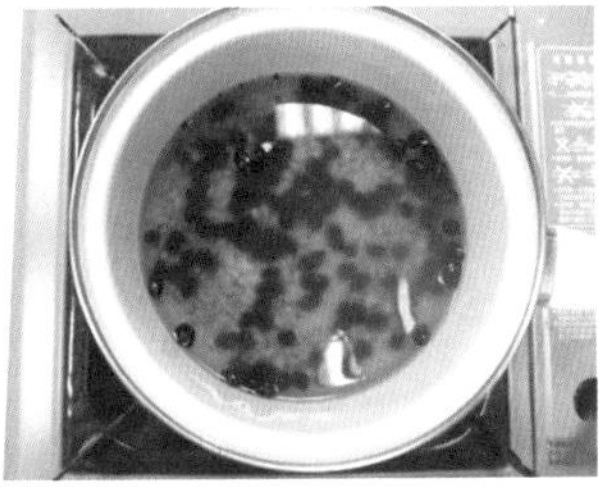

將黑豆與薏仁加水放入鍋中煮

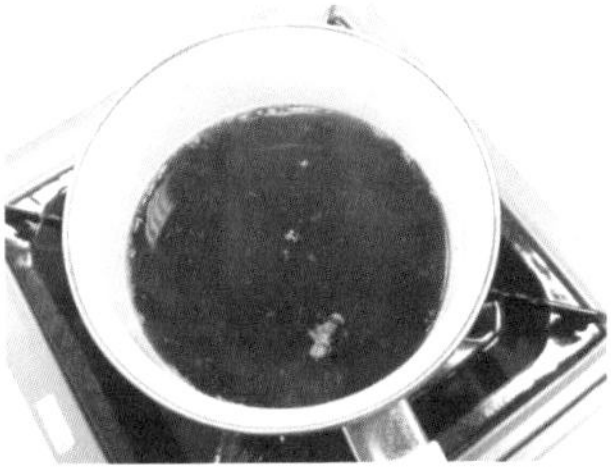

煮好的黑豆薏仁水

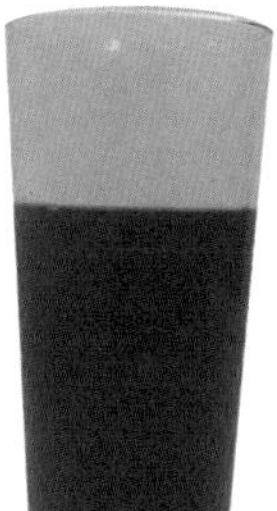

黑豆薏仁水

薏仁中含有豐富的薏仁素、多種維生素、膳食纖維、鈣、鎂、磷、鐵等，其中的膳食纖維能夠幫助腸胃蠕動，提升肌膚的保水度，所以薏仁也是女性常用來保溼肌膚的食材。

薏仁內含的營養素能分解酵素，軟化皮膚角質，提高肌膚新陳代謝，強化皮膚抗菌功能，能保溼、抗老、減少青春痘，消除痘疤、色素斑點、粉刺、雀斑、老人斑、皺紋等。而且根據最新研究顯示，每天喝五九〇毫克的薏仁水，能減少三七%的臉部斑點、七·七%的黑色素量並增加二五·一%緊實度、八·七%表皮含水量以及三·八%的肌膚彈性，可見薏仁水對肌膚保養有很大的幫助。

薏仁也有助於袪溼消水，它可以促進體內血液和水分的新陳代謝，因而能達到利尿、消水腫、排除體內多餘水分的功效。而且薏仁所含豐富的水溶性纖維能有效促進腸胃蠕動，有助排便，改善便祕的毛病，再加上薏仁高單位含量的纖維質（五穀類中含量最高的），能增加飽足感，達到減少食量的目的。

薏仁也能有效對治三高（高血壓、高血糖、高血脂）。現代人飲食偏油又好吃重鹹，日積月累下來對身體一定會造成不良影響。而薏仁中所含的水溶性纖維能吸附膽汁酸（為膽汁的主要有機成分，有助於脂類物質乳化，增強其消化吸收），膽汁酸有消化脂肪的功能，使腸道對脂肪的吸收率變差，進而降低血脂肪、血中膽固醇、三酸甘油脂，並有效預防心腦血管疾病。

備註

①黑豆含有多量的磷離子及鉀離子，不適合患有腎臟病的患者經常食用。

②薏仁在中醫的理論中是屬於寒涼性的，所以女性宜避免在生理期間食用。

③黑豆、薏仁都有利尿的效果，會促進排出體內水分，若是孕婦食用，有可能會減少羊水含量，所以也要避免食用。

中醫師的小提醒

本配方可再加入薏仁二十克、赤小豆十五克、荷葉六克，以水一千毫升煮至豆爛，飲湯食豆。本方有補腎健脾，行水散瘀之功。主治慢性腎炎後期，濕阻血瘀，以致尿有蛋白長期不癒者；或尿中有泡泡，小便不利者。

黑豆枸杞茶

材料

黑豆　　三十克
枸杞　　五克

作法

1 將黑豆洗淨後泡水約四小時。
2 將泡好的黑豆與枸杞一起加水放入鍋中以小火煮二十分鐘即完成。

功效

1 消除眼睛疲勞，改善模糊視力。
2 舒緩老花眼症狀。
3 養肝補腎。
4 袪除黑眼圈。

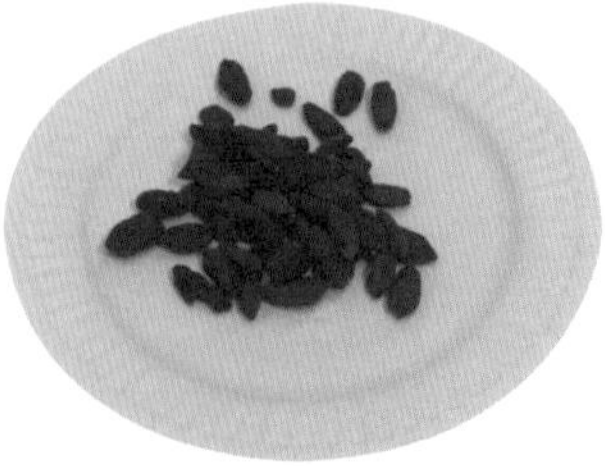

枸杞

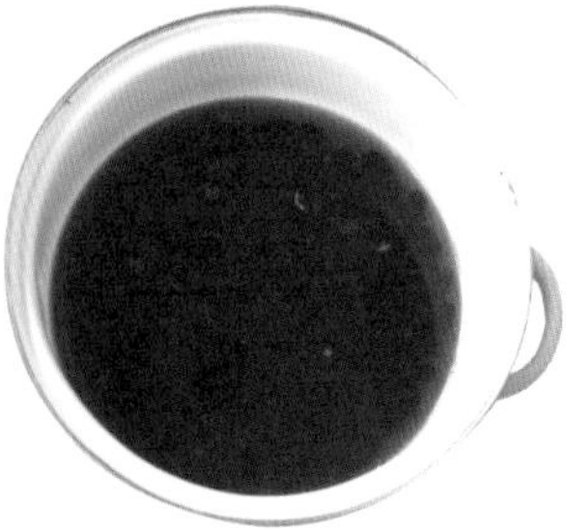

將黑豆泡水

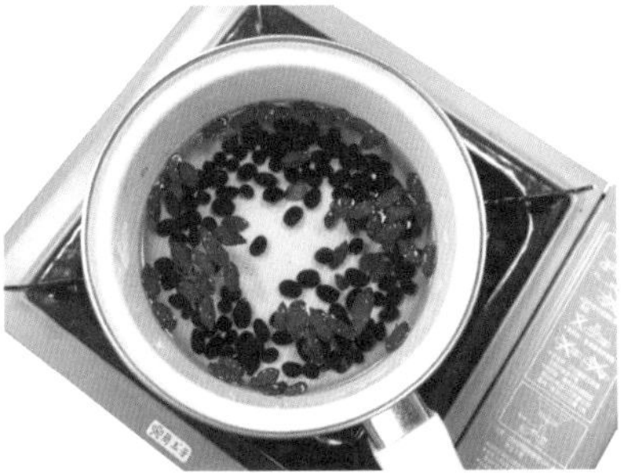

將黑豆、枸杞加水放入鍋中煮

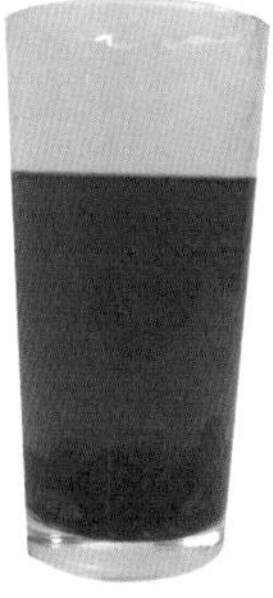

黑豆枸杞茶

黑豆味甘、性平，含有豐富的蛋白質、胡蘿蔔素、維生素B_1、維生素B_2、菸鹼酸（維生素B_3）等營養物質，具有補腎強身、活血利水、解毒、滋陰明目的功效。

至於枸杞則是一種名貴的中藥材及補品。明代李時珍的《本草綱目》中有記載：「枸杞：主五內邪氣，熱中消渴，周痺風濕。久服，堅筋骨，輕身不老，耐寒暑……補精氣諸不足，易顏色，變白，明目安神。」所以枸杞常被入藥。

一般提到枸杞多會與保護眼睛聯想在一起，但枸杞不只能用來護眼，將枸杞當中藥用時，其功能有滋補肝腎、養血等，主要可用來治療肝腎陰虧、腰膝酸軟、頭暈、健忘、目眩、目昏多淚、消渴、退熱、尿血等病症。

依據現代藥理學研究證實，枸杞可以調節免疫功能、有效抑制腫瘤生長以及細胞突變，而且具有抗老、抗脂肪肝、調節血脂和血糖、促進造血功能等作用，所以也多會應用在臨床上。

此外，現代醫學也認為，枸杞能有效緩解疲勞、降低血壓、軟化血管、降血脂、治腎衰，所以適合體質虛弱、抵抗力差的人長期食用。甚至香港大學也研究得出，枸杞有保護神經的作用，在預防阿茲海默症上也有一定的幫助*。

備註

①黑豆枸杞茶要每天喝才會見效。
②枸杞不可放過量，一天最好不要食用超過二十克。
③若有感冒、發燒、炎症、腹瀉等症狀，不要服用。

*審訂者註：港大醫學院解剖學系於二〇〇二年率先發現其中一個導致腦細胞凋亡的訊息傳送途徑——雙鏈核糖核酸酵素與老人癡呆症的發生及惡化有關，而人體內所有細胞都會因為雙鏈核糖核酸酵素訊息傳送途徑被活化而凋亡。港大醫學院從〇四年起便著手研究以中藥來治療老人癡呆症，意外發現枸杞子含有減少活化雙鏈核糖核酸酵素訊息傳送途徑的物質。

黑豆紅棗茶

材料

黑豆　三十克
紅棗　三顆
黑糖　適量（依個人口味調整）

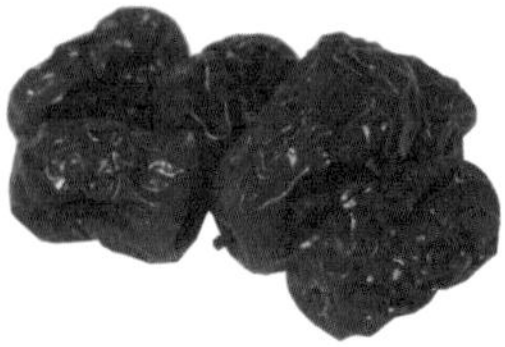

紅棗

作法

1 洗淨黑豆、紅棗，並用刀在紅棗上劃幾刀。
2 將洗淨的材料加水放入鍋中熬煮。
3 煮開後加入適量黑糖攪拌過濾飲用。

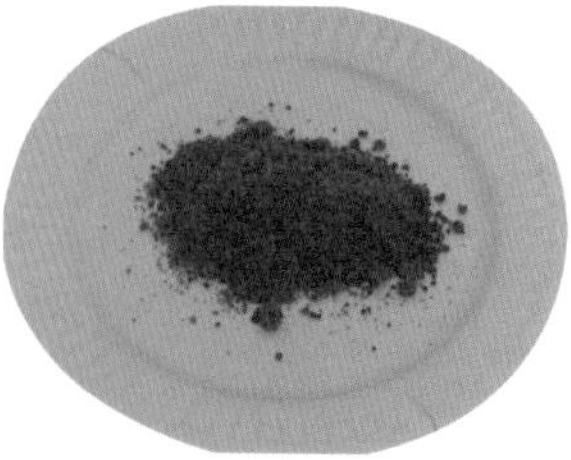

黑糖

功效

1 養血滋陰，輔助治療病後虛弱。
2 改善生理期不順。
3 嫩膚除皺，養顏美容。
4 安神，提昇睡眠品質。

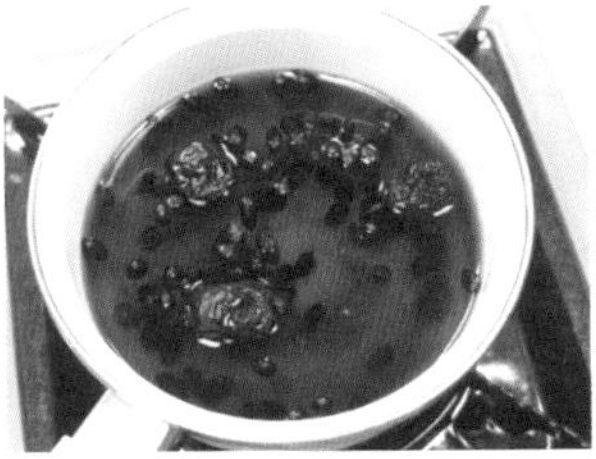
將紅棗、黑豆、黑糖加水放入鍋中煮

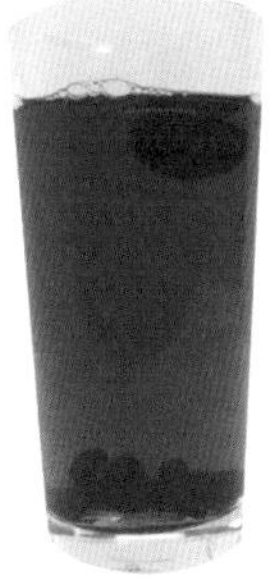
黑豆紅棗茶

紅棗又俗稱大棗，味道甘甜，能夠保護脾臟、肝臟以及胃。俗諺有云：「每天三顆棗，百歲不顯老。」紅棗被當作中藥使用時，除了能養顏抗老，還有護肝、補氣養血、防止掉髮、強筋健骨等作用。

維生素C為眾水果中最高的紅棗，洗淨後生吃最具養顏美容的效果，而曬乾後的紅棗，則能入菜或製作成不同的茶飲。

紅棗之所以具有養顏美容的功效，是因為其除了含有高量的維生素C，還有蛋白質、脂肪、醣類、維生素B、鈣、鐵、食物纖維、蘋果酸以及酒石酸等有機酸，有極佳的補血功效。而且紅棗中豐富的環腺苷酸也有擴張血管的功效，能改善男性的勃起功能。

綜合來說，紅棗的養生功效共有六大項：

一、保護肝臟，增強免疫力：紅棗中所含的醣類、脂肪、蛋白質都是保護肝臟的營養劑，而且紅棗還能提高體內單核吞噬細胞系統的功能，有增強免疫力的作用。

二、護膚美容：紅棗中所含的維生素B可促進血液循環，讓皮膚、頭髮變得有光澤又潤滑，特別若是生吃紅棗，更能攝取到大量的維生素C，有效防止黑色素在體內囤積，並減少黑色素及斑點的產生。而且紅棗富含鐵質，有助造血功能，其所含的大量環腺苷酸則能增強骨髓造血功能，增加血液中紅血球的含量，所以能增加皮膚彈性，讓肌膚變得細嫩光滑。

三、補氣養血：紅棗能增強血中的含氧量、活絡氣血，因此可以養血安神、緩解貧血，甚至能夠增強免疫力。

四、防止掉髮：紅棗有健脾養胃的功能，也含有豐富的鐵質能夠補血，所以能夠防止掉髮。對女性來說，尤其適合在生理期結束後適量服用。

五、強筋健骨兼壯陽：前文提過，紅棗含有豐富的環腺苷酸，它有擴張血管的功用，既能改善心肌的營養狀況，也能改善腎臟的供血量，所以對男性而言很適合用來補腎，而且還有強筋健骨，改善勃起功能的作用。

六、緩和藥性：在中藥配方中，若遇有藥性較為劇烈的藥方，多會摻用紅棗來減少藥性較烈藥物的副作用。例如若是碰到藥方中含有瀉藥等毒性的藥物，就會加入紅棗來保護脾胃，使之不受傷害。

由於黑豆與紅棗都有養血安神的功效，所以將兩者加在一起的黑豆紅棗茶很適合在睡前飲用以助眠。

備註

尿酸高以及痛風患者不宜飲用。

中醫師的小提醒

紅棗是果中佳品，食藥兼得，既嚐美味，又補身體，屬於藥食兩用之品。鮮棗有「天然維生素丸」之稱，俗諺云：「天天吃大棗，青春永不老」。但要注意，容易腹脹、消化不良者要少食。

黑豆牛蒡茶

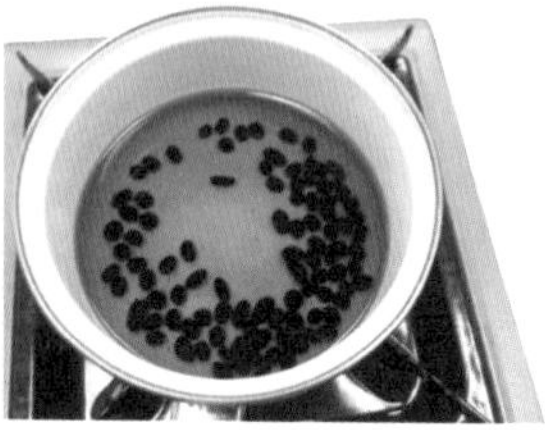

將黑豆泡水

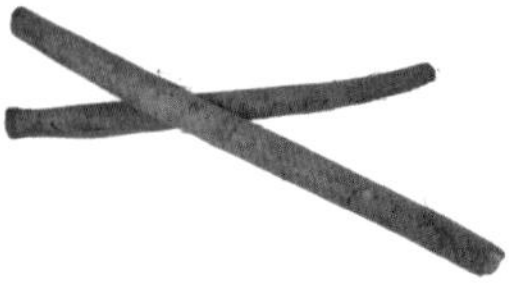

牛蒡

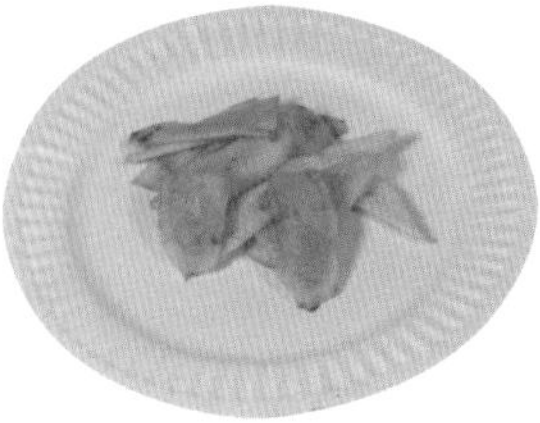

將牛蒡削皮切片

材料

黑豆　　五公克
牛蒡　　十公克

作法

1 洗淨黑豆與牛蒡。
2 將黑豆泡軟，牛蒡去皮、削成薄片。
3 將黑豆與牛蒡加水放入鍋中烹煮。

功效

1 潤腸通便，調整腸內環境，清除腸胃毒素。
2 促進血液循環，消水腫。
3 改善三高（高血壓、高血糖、高血脂）。
4 幫助發奶。
5 保護視力。
6 預防骨質疏鬆。
7 補充元氣，滋補腎氣。

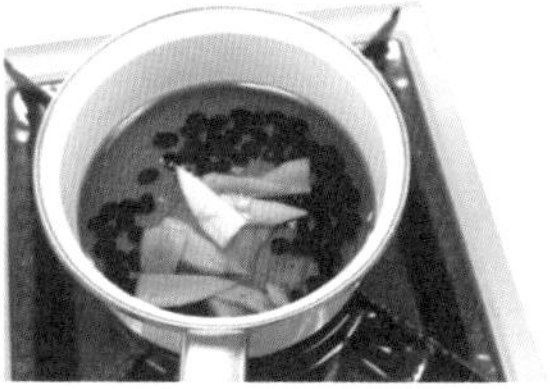
牛蒡、黑豆加水煮

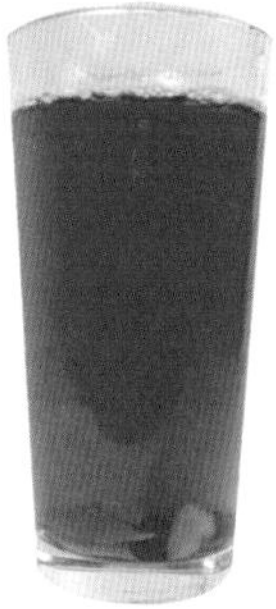
黑豆牛蒡茶

牛蒡含有高量的膳食纖維，能促進腸道蠕動，排便順暢，加上膳食纖維也能增加飽足感，而牛蒡外皮中所含的皂苷能吸附並帶走膽固醇和脂肪，所以非常適合用在瘦身減重及美容上。

除了高纖，牛蒡還含有多種營養素，像是多酚類物質、胺基酸，以及鈣、鎂、鋅等各種礦物質，所以被認為是蔬菜中營養價值非常完整的食材。

牛蒡中所含的多酚類物質能提高肝臟的代謝能力與解毒功能，進而促進血糖、血脂代謝，是有益於三高病人的食物。而鈣、鎂、鋅等物質也具有抗氧化的特性，讓血管不易形成動脈粥狀硬化，降低心血管疾病的風險，而且還能幫助穩定情緒。至於牛蒡所含的十七種胺基酸中，有七種是人體無法自行合成的必需胺基酸，能補充人體所需能量。

總結來說，服用牛蒡的好處有：通便整腸、瘦身減重、穩定情緒、保肝、降低心血管疾病風險、抗發炎、抗氧化、防癌、降血糖、降血脂、降膽固醇、增強體力、改善手腳冰冷、浮腫等。

只是，雖然牛蒡有如此多的好處，但感冒、肝臟機能嚴重衰退、有糖尿病或腎臟病變的人都不宜食用過多牛蒡。而且牛蒡性寒，若是吃太多，有可能會導致腹瀉，其含量豐富的粗纖維也容易導致消化不良以及帶走一些營養素。

備註

①腸胃較差的人不適宜多喝，建議一天一～兩杯即可。

②黑豆牛蒡茶另一簡單的作法是將二者放入保溫杯中沖入熱水即可，但建議還是用煮的。因為黑豆中含有胰蛋白酵素抑制劑，會降低蛋白質的吸收與利用，可是只要經過加工烹調，胰蛋白酵素抑制劑就會被破壞掉。

③若攝取牛蒡中的鉀、磷過多會增加腎臟的負擔，所以糖尿病及腎臟病患者不宜每天飲用牛蒡茶。

中醫師的小提醒

1.食用新鮮的牛蒡來沖泡茶飲，對於熱性之膿腫、痔瘡、青春痘、腮腺炎、流感等具有療效。

2.脾胃虛寒及肺氣虛寒的人不宜多食。

黑豆烏龍茶

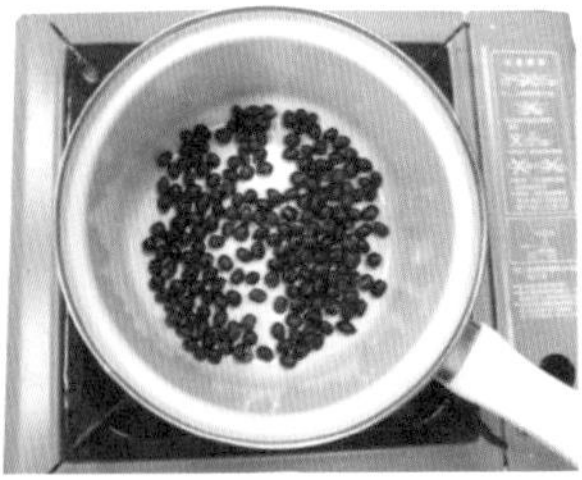

將黑豆炒過

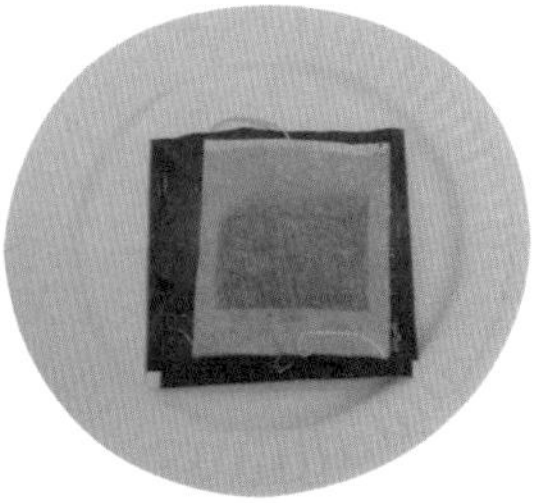

烏龍茶包

材料

黑豆　　十～二十顆

烏龍茶（也可用茶包代替）

作法

1 將黑豆洗淨放入鍋中以中火炒五分鐘左右至表皮爆開，接著再以小火炒大約五分鐘。
2 將炒好的黑豆與烏龍茶放入容器中並沖入熱水，等黑豆有點膨脹、褪色後即可飲用。

功效

1 調節生理機能，促進新陳代謝。
2 減肥去脂。
3 消除疲勞。

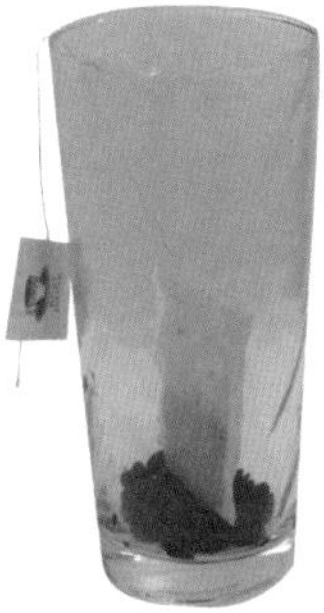
將烏龍茶、黑豆放入杯中

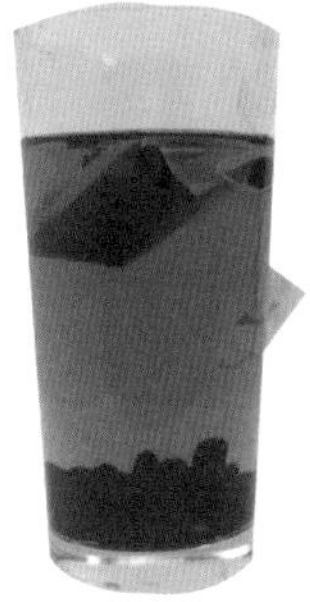
沖入熱水即成黑豆烏龍茶

烏龍茶是介於綠茶跟紅茶之間的半發酵茶，兒茶素比紅茶多、比綠茶少，茶紅素與茶黃素則是比綠茶多、紅茶少，因此可說是兼具了紅茶與綠茶的保健功效。

一般提到烏龍茶多會與消脂瘦身連結在一起。根據研究指出，經常喝烏龍茶的人，身體質量指數和體脂率都比少喝或沒喝的人要低，而且女性的減肥效果比男性要來得顯著。喝烏龍茶不僅能抑制肥胖，還有緩解疲勞、幫助消化、止痢、養顏美容的作用。至於主要的具體功效則如下：

一、提高新陳代謝：新陳代謝若紊亂或是胰島素分泌失調，身體很容易就會出現代謝症候群的問題，而烏龍茶能幫助提升身體的新陳代謝，有助燃燒熱量。

二、降低膽固醇：烏龍茶中所含有的烏龍茶多酚可以抑制食物中所含多餘的油分，避免人體吸收進過多的油分。而且烏龍茶富含咖啡因，能將囤積的體脂肪分解到血液中，其脂肪的代謝能力又勝於綠茶，所以能有效抑制膽固醇的上升並有助降低血液中的壞膽固醇。

三、減肥瘦身：烏龍茶的降脂減肥效果優於紅茶與綠茶。這是因為烏龍茶具有分解三酸甘油脂和抑制膽固醇的作用，又能刺激胰臟脂肪分解酵素，除了能減少醣類和脂肪的吸收，還能加速身體的產熱量增加，促進脂肪燃燒，尤其能減少腹部脂肪堆積，加上烏龍茶能調節神經，預防因壓力過大而造成暴飲暴食，所以能控制食欲，自然就能達到減肥瘦身的目的。

四、抗癌：烏龍茶所含的兒茶素對抑制癌細胞的成長有極為顯著的效果。

五、保護牙齒：烏龍茶中的茶多酚可以抑制細菌滋生，能預防齒垢以及蛀牙。

若以黑豆配上烏龍茶，則烏龍茶的功效將能加倍黑豆減肥、美容的效用。

黑豆綠茶

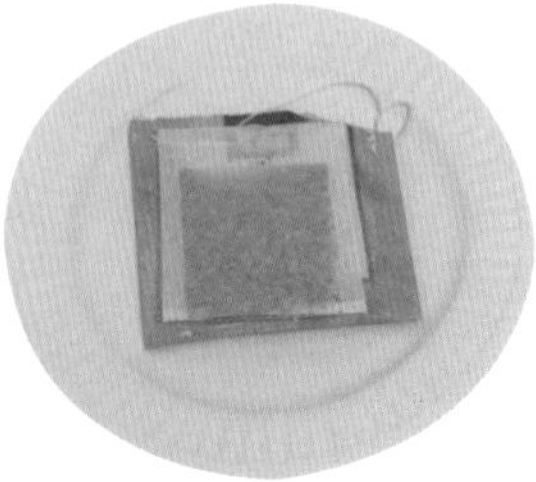

綠茶包

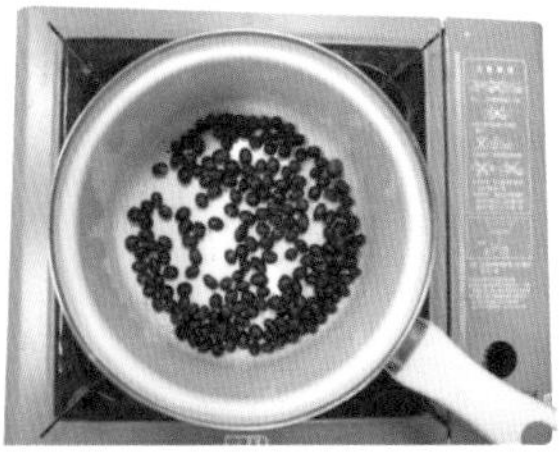

把黑豆放入鍋中炒

材料

黑豆　　五～十顆
綠茶（也可用茶包代替）

作法

1 將黑豆洗淨後放入鍋中以中火炒五分鐘左右至表皮爆開，接著再以小火炒大約五分鐘。
2 將炒好的黑豆與綠茶放入杯中並沖入熱水，等黑豆有些膨脹、褪色後即可飲用。

功效

1 減重瘦身。
2 降低體內膽固醇與三酸甘油脂。
3 防癌。

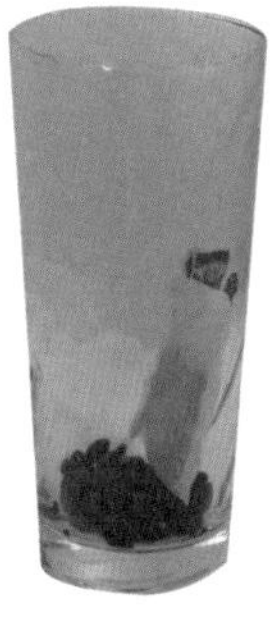
將綠茶、炒好的黑豆放入杯中

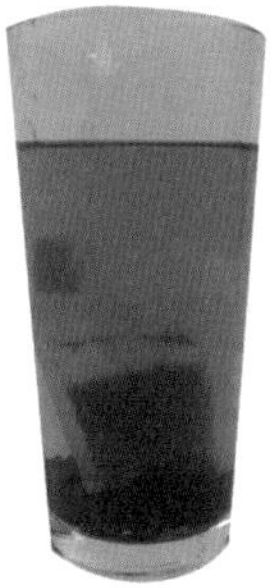
沖入熱水即成黑豆綠茶

綠茶是不發酵的茶葉。它富含維生素A、C、E、K等成分，有助於保持皮膚光滑白嫩、減少皺紋、抗血小板凝集、促進膳食纖維溶解等作用。此外，綠茶還包含一種強大的抗氧化物質，功效強於維生素E五十倍之多，可以防止過氧化脂質的生成、清除血液中多餘的膽固醇與三酸甘油脂、促進體內血液循環，達到降血壓、降血脂的功用，對防治心血管疾病十分有利。

綠茶中還有多種抗癌防衰的微量元素，能抗氧化、防輻射、提高免疫力、預防腫瘤等。至於氟與茶多酚等成分則能有效預防齲齒。

總的說來，綠茶還有提神醒腦、振奮精神、消除疲勞、調節血糖和胰島素含量、有益氣喘、預防前列腺腫大等作用。具體效用則如下所述：

一、抗衰老：綠茶所含的抗氧化劑有助於抵抗衰老。在人體進行新陳代謝的過程中，一旦過氧化就會產生大量自由基，而導致容易老化，細胞也會受傷。超氧化物歧化酶能清除多餘的自由基，防止自由基對人體造成損害。而綠茶中的兒茶素就能有助提高超氧化物歧化酶的活性，清除自由基。

二、抗菌：根據研究顯示，綠茶中的兒茶素能抑制會導致人體生病的部分細菌，而且不會傷害到腸內的益菌，所以綠茶不只有抗菌，也有整腸的功能。

三、降血脂：經動物實驗證明，兒茶素能降低血中膽固醇以及三酸甘油脂，並增加高密度脂蛋白膽固醇，有抑制血小板凝集、降低動脈硬化的發生率。而且綠茶中的黃酮醇類有抗氧化作用，也可防止血液凝結成塊或血小板凝結成團，有助預防心血管疾病。

四、瘦身減脂：因為綠茶中含有茶鹼及咖啡因，可以活化蛋白質激酶以及三酸甘油脂解脂酶，減少脂肪細胞的堆積，達到減肥的功效。

五、預防齲齒，清新口腔：綠茶中的兒茶素可以抑制生齲菌作用，減少發生牙菌斑以及牙周炎。此外，茶葉中所含的單寧酸具有殺菌作用，能防阻食物殘渣繁殖細菌，所以能清新口腔，預防口臭。

六、防癌：根據各項研究顯示，綠茶與防癌有很密切的關係。蘇格蘭科學家發現，若將兒茶素輸送到癌症腫瘤部位，半數以上的腫瘤體積會消失、變小，其他也多會獲得控制。美國普渡大學的研究人員則發現，綠茶的兒茶素成分能抑制癌細胞的t-NOX酵素調節生長反應，當癌細胞碰上綠茶的兒茶素，將無法繼續生長發育，而會步向死亡。至於日本方面也曾做過一項研究調查，結果發現，每天喝四～五杯的綠茶將有助於降低百分之四十的罹癌風險。而且經初步實驗證實，綠茶多酚不僅能在不影響正常細胞下有效抑制乳癌細胞，其優良的抗癌功效，也同樣能用在前列腺癌、大腸癌、血癌、皮膚癌、胃癌、食道癌等多種癌症上。

七、美白防曬：茶葉中含有豐富的維生素C，維生素C本身就具有很好的美白功效，加上綠茶中所含類黃酮素能增強維生素C抗氧化的功效，所以能讓美白效果更顯著。而且維生素C也能增加血管韌性，減緩皮膚老化，這一點對美白肌膚也很有幫助。

八、改善消化不良：綠茶中含有的維生素B_1、C能促進胃液分泌，有助消化、消脂。另外若是碰上了由細菌引起的急性腹瀉時，也能喝一點綠茶來減輕病況。

備註

①茶水有利尿的作用，所以最好是在傍晚前飲用。
②黑豆綠茶最少要喝一個月才能看見成效。
③女性生理期間最好不要喝綠茶，因為綠茶中的鞣酸會和食物中的鐵分子結合，妨礙人體吸收鐵分子，這就容易造成月經期缺鐵性貧血。而且綠茶中的可可茶鹼會使人興奮，導致腰酸、經痛等經期反應加劇。
④綠茶的性質寒涼，若長久飲用容易導致腸胃損傷。
⑤泡綠茶時不宜過濃，時間不宜過長，也不要喝隔夜茶。

蜜黑豆

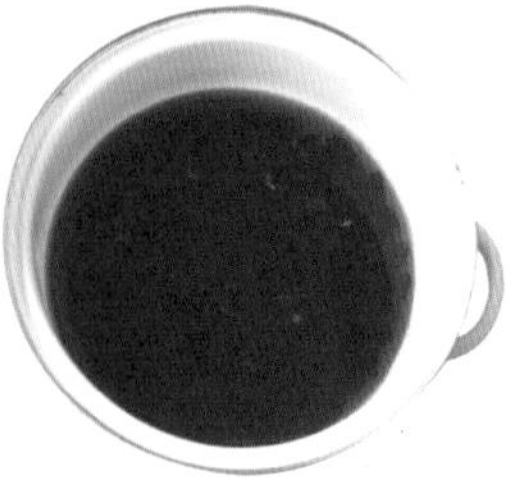
將黑豆泡水

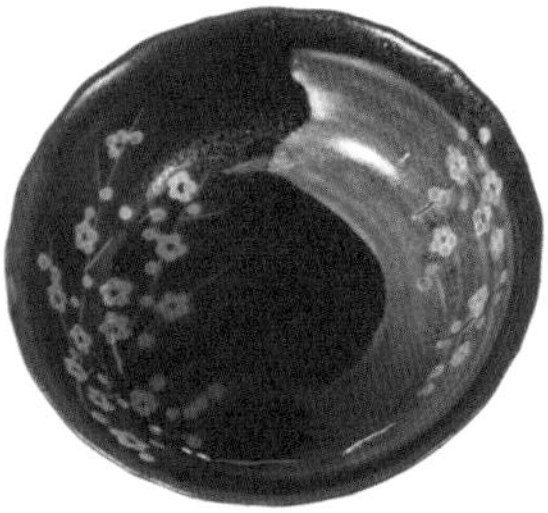
蜂蜜

材料

黑豆

蜂蜜　　適量（可依個人口味調整）

作法

1 將黑豆洗淨後用水浸泡一晚。
2 將泡水的黑豆放入電鍋中煮。外鍋要加兩杯水，內鍋的水量則要高過黑豆。
3 等黑豆煮好變軟後再撈起，加入適量蜂蜜即成蜜黑豆。

效用

1 補腎。
2 促進腸胃蠕動，改善便祕，幫助減肥。
3 促進膽固醇代謝，降低血脂，控制血壓，預防心血管疾病。
4 養顏美容，防老抗衰。

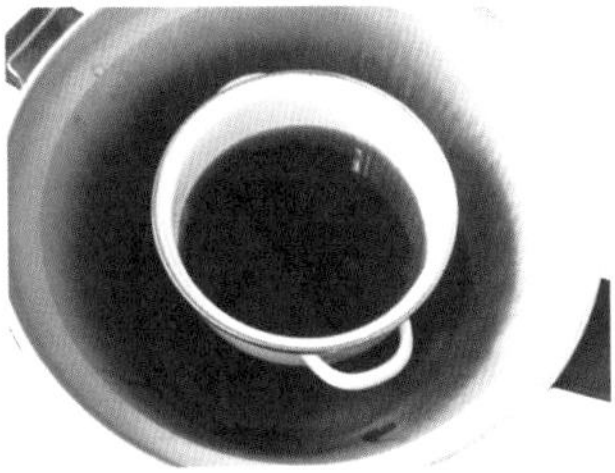
把黑豆放入電鍋煮

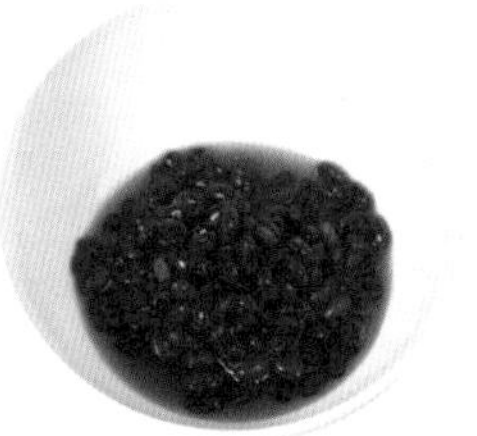
將蜂蜜淋上煮好的黑豆後即成蜜黑豆

黑豆素有豆中之王的美譽，特性是具有高蛋白、低熱量。同重量的黑豆蛋白質含量是肉類的兩倍、雞肉的三倍、牛奶的十二倍，而且還有十八種胺基酸（其中八種更是人體必需胺基酸）、豐富的維生素E及粗纖維，能幫助腸胃蠕動，促進排便。

黑豆本身不含膽固醇，只有植物固醇，而植物固醇能降低人體對膽固醇的吸收，加上其所豐富的膳食纖維也有降低血中膽固醇的作用，所以在降低血膽固醇含量這點上功用很大。

此外，黑豆的外皮也有維生素E、異黃酮、花青素等能消除體內自由基的抗氧化成分，維生素A則有修復受損皮膚的功效，所以常吃黑豆就能滋潤皮膚、減少皺紋，達到養顏美容的效果。

營養豐富的黑豆很適合直接入菜烹煮食用。在意身材，想減重瘦身的人，除了要避免三餐中攝取過多的熱量，在吃零食時也要留意，像是這道蜜黑豆就很適合拿來當作解饞的小點心食用。

由於黑豆有排毒、促進腸胃蠕動、預防便祕等功效，而且熱量不多又有飽足感，加上黑豆中所富含的大豆皂角苷也能夠有效且根本地改善肥胖體質，所以是相當有效的減肥食品。嘴饞想吃零食卻又怕胖的人，不妨試試這道健康又享瘦的蜜黑豆。

備註

①做好的蜜黑豆可以放入冰箱保存，直接當作小菜或零嘴吃。
②煮過的黑豆水可以直接當飲品喝掉。
③黑豆因含有多量的鉀，所以腎臟病患者不適宜大量食用。

中醫師的小提醒

容易腹瀉者不宜食用過多；
咳嗽痰多的人不宜食用。

黑豆桂圓紅棗湯

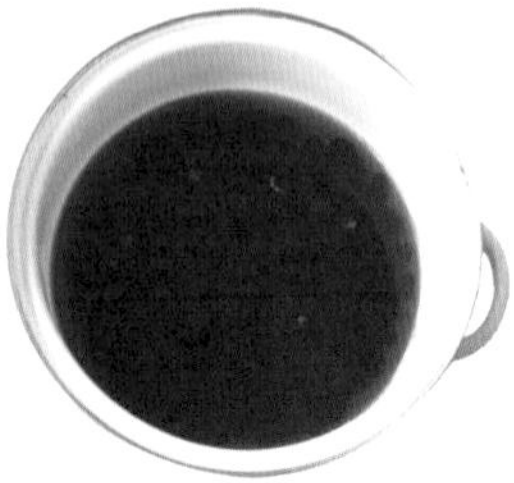

將黑豆泡水

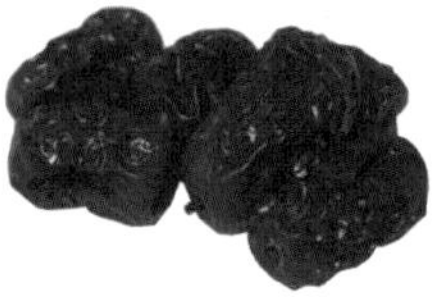

紅棗

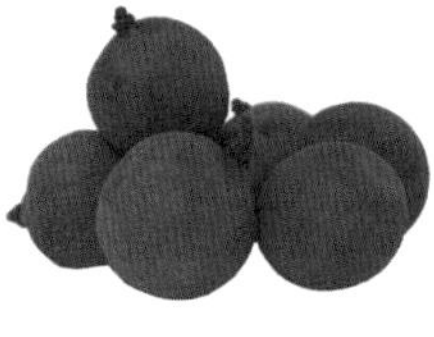

桂圓

材料

黑豆　三十克
桂圓　十克
紅棗　五～六顆

作法

1 將黑豆用冷水浸泡約一～二小時。
2 將紅棗洗淨並用刀劃開。
3 將桂圓去殼取肉備用。
4 將紅棗、黑豆、桂圓放入鍋中加水後放入電鍋蒸煮三十分鐘即可。

效用

1 改善流汗過多、狐臭。
2 補腎、補血安神。
3 潤髮、烏髮。

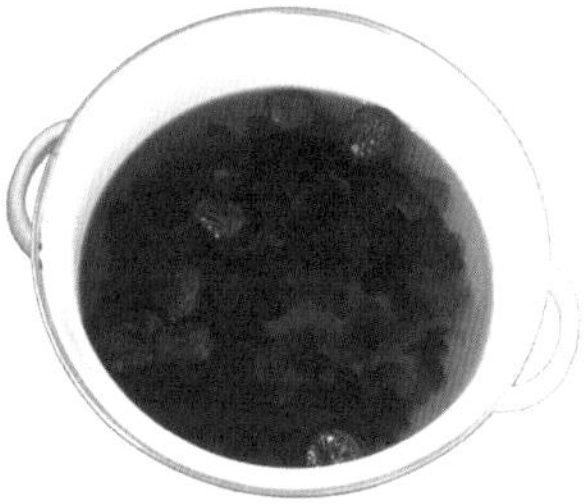

將桂圓、黑豆、紅棗加水放入鍋中煮

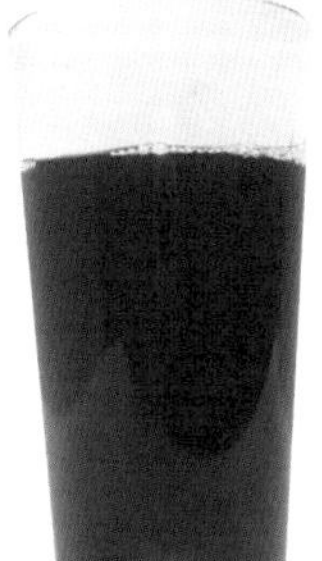

完成桂圓黑豆紅棗茶

桂圓的外型圓潤晶瑩，就像龍的眼珠一樣，所以又被稱為龍眼。龍眼是著名且很受歡迎的水果，而且也是自古以來很常被使用的食材，多會被用來作成各種料理和點心。但桂圓不只是水果以及料理食品，它也是滋補的藥品，是一種中藥材，具有許多鮮為人知的療效。

曬乾的龍眼可以入藥，有補益心脾、養血安神的功效，是一味補血安神的重要藥物。

關於龍眼的藥用價值，在古代中國的醫書中就多有記載。例如現存最早、約成書於秦漢時代的中藥學專著《神農本草經》裡提到桂圓時說它：「久服強魂、聰明、強身不老，通神明。一名益智。」宋代藥學家蘇頌在《本草圖經》中說：「龍眼甘平無毒，主治五臟邪氣，安志厭食，久服強魄，聰明，輕身不老。」明朝李時珍在《本草綱目》中寫道：「龍眼味甘，開胃健脾，補虛益智」。又說：「食以荔枝為貴，而滋以龍眼為良。」至於由清朝嚴潔、施雯、洪煒同撰的藥學著作《得配本草》則認為：「桂圓益脾胃，保心血，潤五臟，治怔忡。」

桂圓的性質溫和，是中醫裡常用的補血藥材之一，可以用來溫補以促進血液循環，對貧血或冬天怕冷的人來說很有效。

此外，桂圓也被認為有補脾、補心的功效。所謂的「補脾」與血行相干，「補心」則指的是自律神經和思考能力，因此常會被用來改善心脾兩虛所造成的失眠、神經衰弱和驚悸等症狀。

除了補心、補脾，桂圓還有另一大效用——改善過敏體質。一般而言，過敏患者的體質基本上都偏寒，而桂圓屬溫性，所以常吃就能起到溫補的效用以改善體質。不過相對地，一般人吃桂圓可以安神養心、補血益氣，但體質燥熱的人卻不適合吃桂圓，吃多了反而可能會流鼻血。

至於紅棗，它常被當作中藥使用，營養價值很高，所含營養素也很豐富，有蛋白質、脂肪、醣類、維生素B、鈣、鐵、食物纖維、有機酸（包括蘋果酸、酒石酸），維生素C的含量甚至高居水果之冠。民間有句俗諺說：「每天三顆棗，百歲不顯老。」這是因為常吃紅棗能養顏美容、抗老、護肝、補氣血、防掉髮、強筋健骨等。紅棗對女性而言是不可或缺的美容補血聖品；對男性來說則能有效改善勃起的功能（因紅棗所含的高量環腺苷酸有擴張血管的功效）。

新鮮紅棗的成熟期是在七至八月，擁有豐富維生素C的紅棗最適合生吃，生吃紅棗對養顏美容最有效果。至於曬乾後的紅棗則可依不同需求作成各種料理或茶飲，營養依舊百分百。

紅棗所擁有的養生功效具體敘述如下：

一、保護肝臟、促進排毒：紅棗所含有的醣類、脂肪、蛋白質是保護肝臟的營養劑，能促進肝臟合成蛋白，增加血清白蛋白含量，調整白蛋白與球蛋白的比例，有助保肝排毒。而三萜類化合物，有抗疲勞的作用，也能夠抑制肝炎病毒的活性，達到保護肝臟的效用。

二、養顏美容：紅棗中所含的維生素B能夠促進血液循環，讓皮膚和頭髮光澤潤滑。維生素C則能防止黑色素沉積在體內（最好是能生吃），能有效減少黑色素及斑點的產生。而且紅棗也富含鐵質以及環腺苷酸，能有助造血、增加血液中紅血球的含量，並調節人體新陳代謝，加速生成新細胞、清除老廢細胞。因此常吃紅棗能增加皮膚彈性，修補皮下組織，讓皮膚變得細緻光滑，臉色紅潤美麗。

三、補氣血：經研究證實，紅棗能增強血中含氧量、滋養全身細胞、活絡氣血、養血安神、增強人體免疫力、緩解煩躁不安的症狀等，是補氣血的好補品。

四、防止落髮：紅棗有健脾養胃的功能，脾臟健康了，皮膚、頭皮也會健康，自然就能防止頭髮脫落，並有助於長出烏黑亮麗的秀髮。

五、增強精力，壯陽：紅棗所含的環腺苷酸有擴張血管的作用，可以改善心肌的營養狀況、改善腎臟供血量，對男性來說是很好的補腎食品，若能多吃，將有助改善勃起功能。

雖然紅棗營養豐富且有上述功能，若能好好利用，對身體健康有很大的幫助，但也要注意不能食用過量。若吃得過多將有損消化功能，容易引起胃酸過多和腹脹。

備註

①患有尿蛋白異常、尿素氮異常、肌酸酐異常、尿毒症、尿酸、痛風、甲狀腺亢進、感冒、便祕、洗腎、腎功能不全等腎臟疾病患者不宜食用。

②若要長期服用，每喝三天就要停一天。

黑豆蛋酒湯

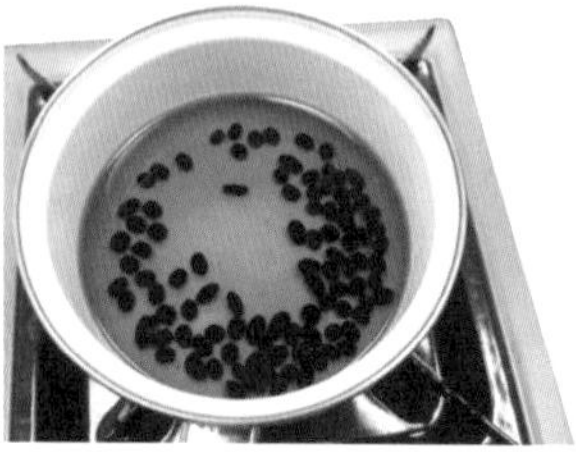

將黑豆泡水

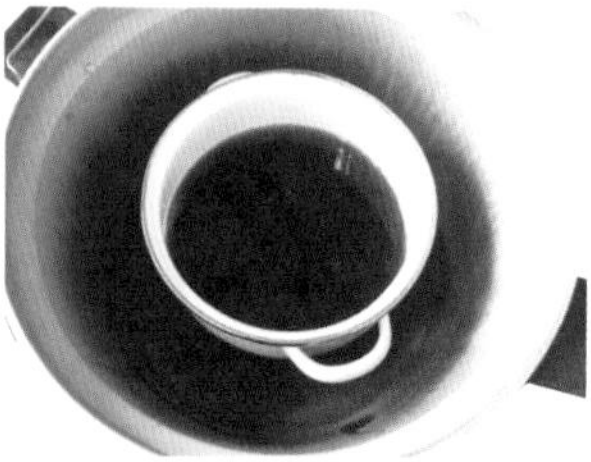

把黑豆放入電鍋煮

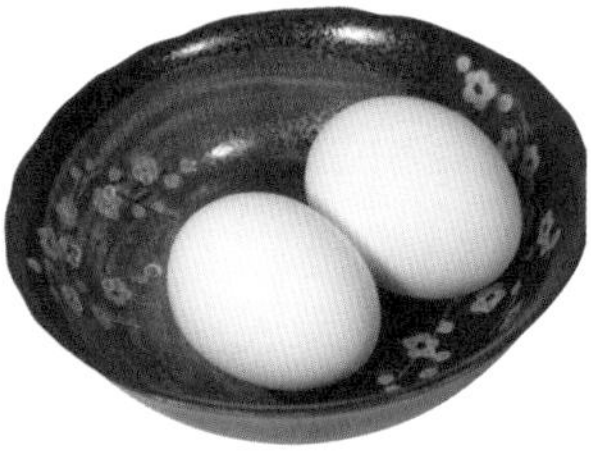

雞蛋

材料

黑豆　六十克
雞蛋　兩個
酒釀　適量

作法

1 將黑豆洗淨後泡水約一～二個小時。
2 將泡好的黑豆放進電鍋中煮二十分鐘。
3 水煮雞蛋。
4 將煮好的雞蛋剝殼放入煮好的黑豆中，一起放入電鍋中煮約二十分鐘。
5 加入酒釀，攪拌均勻後再按下電鍋開關煮二十分鐘。

功效

1 調和中焦（腸胃）阻塞、止痛。
2 和血潤膚，適合經期不舒服時食用。

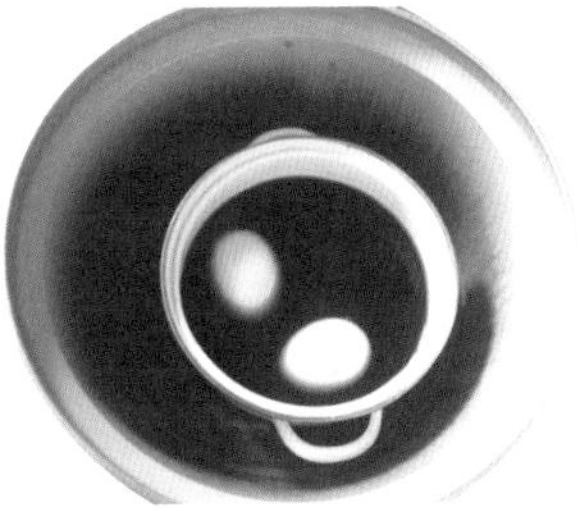
把雞蛋放入煮好的黑豆中

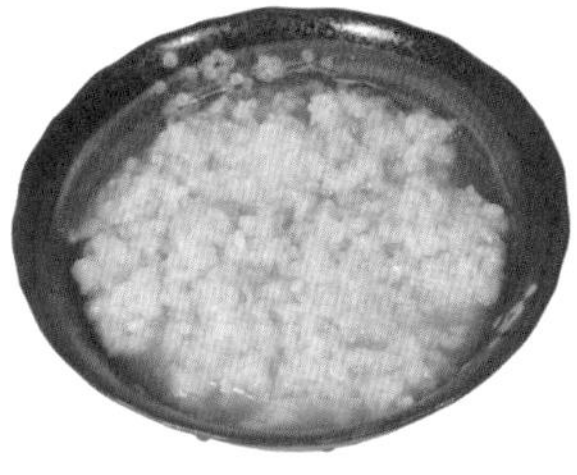
酒釀

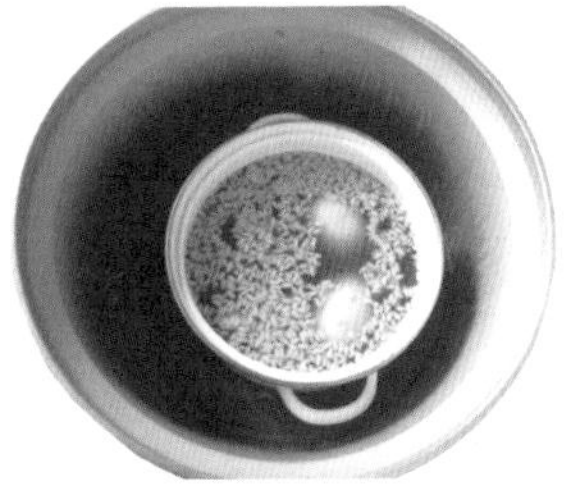
加入酒釀

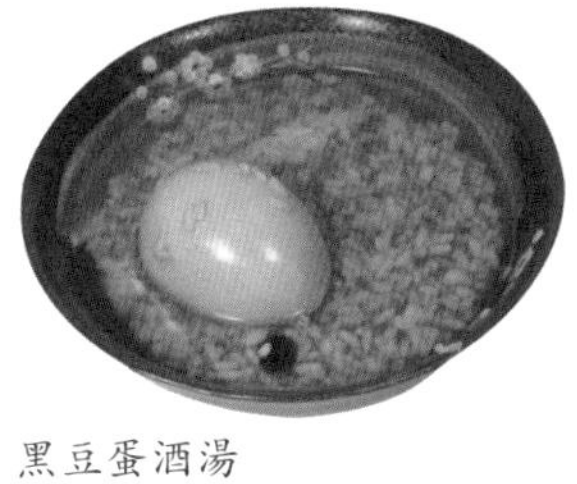
黑豆蛋酒湯

酒釀是用糯米飯加入麴發酵而成的。由趙學敏所編，成書於清朝的《本草綱目拾遺》提到了酒釀的功能有：「佐藥發痘漿，行血，益髓脈，生津液。」酒釀是溫熱的食物，含有葡萄糖、有機酸、維生素B群，可以生津、活血、散瘀消腫，加上有少量的酒精，可以促進血液循環，有增進食慾、促進消化的功能，也能幫助孕婦利水消腫以及產婦通乳。

酒釀在發酵之後含有非常多的胺基酸，麴菌在糯米中繁殖時也會產生大量維持人體健康不可或缺的維生素（像是維生素B_1、B_2、B_5、B_6、維生素A群、生物素等）這些維生素會因為發酵的關係而小分子化，這麼一來，人體很容易就能吸收利用，吸收率甚至可高達百分之八、九十以上，堪稱為「自然的綜合維他命飲料」。

此外，酒釀中也含有豐富的食物纖維以及Oligo寡糖，而這些物質能有助改善體內腸道環境。

雞蛋是最常見的食品之一，含有蛋白質、脂肪、卵黃素、卵磷脂、維生素A、維生素B群等營養素，幾乎包含了人體所需的全部營養物質，所以被稱之為「理想的營養庫」。

雞蛋中含有的DHA和卵磷脂等能健腦益智，避免老年人智力衰退；而維生素A則能保護黏膜組織的完整、維持正常視覺；維生素B群則會參與醣類、脂質的代謝。

吃雞蛋的方式有很多種，有煎的、煮的、蒸的等，但就營養和消化程度來說，最好是吃水煮的。雞蛋用水煮是最營養的，因為這種方法不會用到油，烹調溫度不高，蛋黃中的膽固醇也不會接觸到氧氣（膽固醇一旦氧化，就容易成為會威脅心血管健康的危險因素之一），所以吃帶殼的水煮蛋是對心臟最有益的吃法。

理由二是，經研究顯示，若雞蛋用水煮，蛋白質消化率能高達百分之九十九點七，幾乎能全部被人體吸收利用，就消化率這點來看，可說是所有煮法中的第一名。

理由三是，因為用水煮的加熱溫度較低，能全面保留營養，所以能保全雞蛋中的維生素不流失。

雞蛋雖富含營養素，但也含有高蛋白、大量脂肪和膽固醇，若是吃太多，將會導致代謝產物增多，造成腎臟的負擔，損害腎臟的機能。而且蛋黃中也有大量的膽固醇，因此有冠心病、高血壓、高血脂疾病的患者都要注意攝取量，一個星期最多只能吃兩個蛋黃，或是只吃蛋白的部分。此外，若有發高燒、腹瀉、肝炎、腎炎、膽囊炎或膽石症等病症的患者，在患病期間最好暫時不要吃雞蛋，以免拉長康復的時間。

備註

盡量不要在空腹時吃雞蛋。

中醫師的小提醒

酒釀，味辛甘，性溫，容易助長溼熱，體質燥熱易上火，眼睛易發紅、頭痛者忌用。

黑豆紫米粥

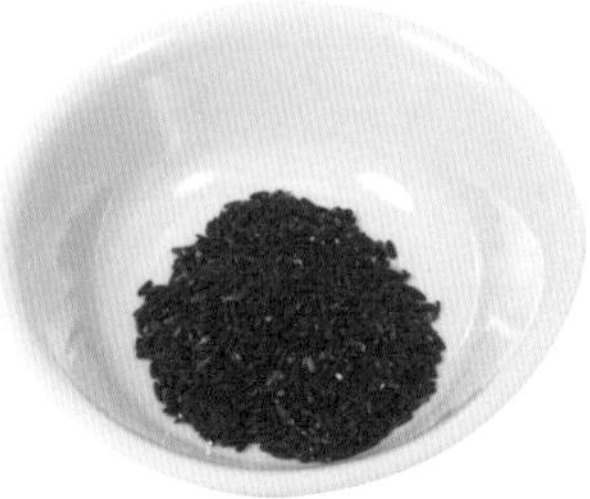
紫米

材料

紫米　七十五公克
黑豆　五十公克
黑糖　五公克

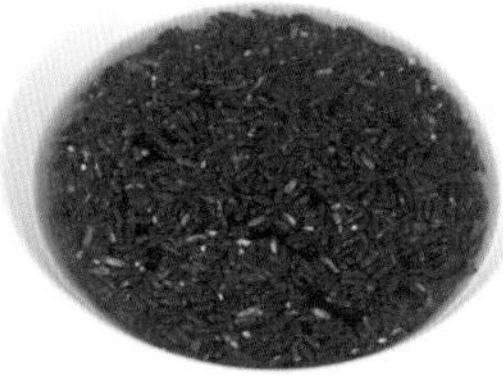
將紫米泡水

作法

1. 將黑豆、紫米洗淨後浸泡約四小時。
2. 將泡好的黑豆與紫米放入電鍋中煮成粥。
3. 將黑糖均勻撒入煮好的黑豆紫米粥中。

功效

補血、補腎、益氣。

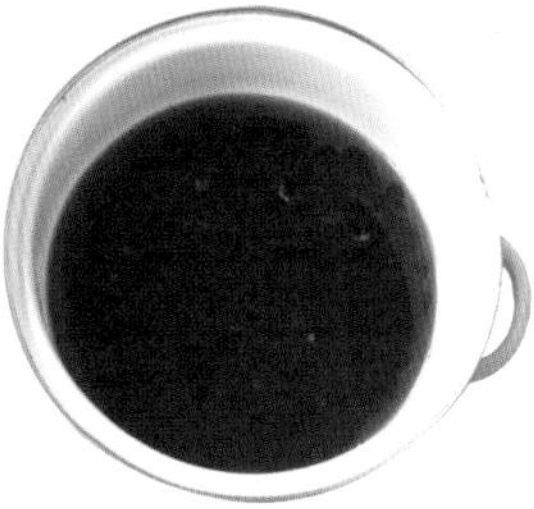
將黑豆泡水

紫米是水稻的一個品種，屬於糯米類，因為種皮的色素為深紫色，所以被稱為紫米、黑紫米、黑糯米或紫黑米等。

根據《本草綱目》記載：「紫米有滋陰補腎，健脾暖肝，明目活血的作用。」紫米性平、味甘，能補中益氣、止虛汗，適合有肥胖症、癌症、腳氣病、心臟病、攝護腺疾病以及消化不良者食用。專家建議每天要攝取二十五～三十公克的纖維，而紫米富含纖維，所以有助降低罹患心臟病、癌症、肥胖症的機率。

紫米外部的皮層含有花青素類色素，有抗老的作用，而且未經打磨的紫米比一般白

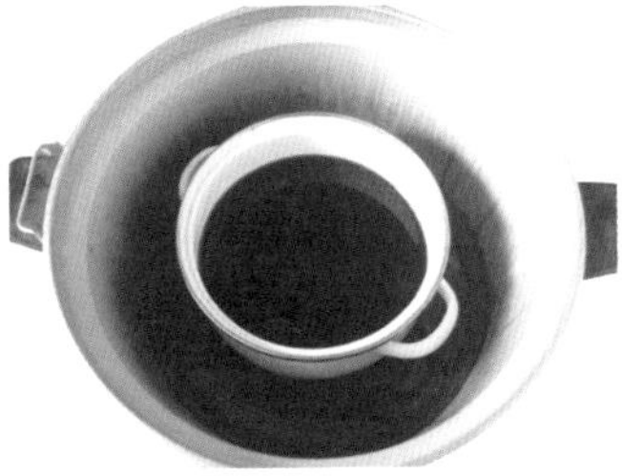
將紫米、黑豆加水放入鍋中煮

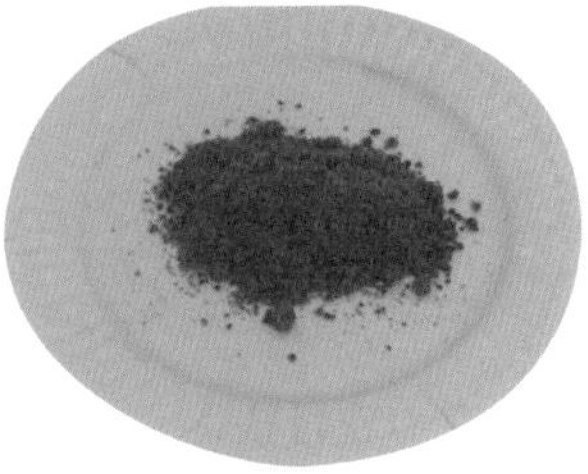
黑糖

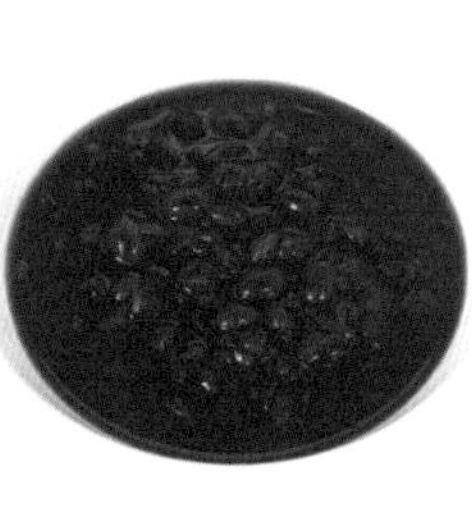
加入黑糖後即成紫米黑豆粥

米富含蛋白質（其所含蛋白質甚至是五穀類中含量最高的）、醣類、不飽和脂肪酸、維生素B_1、維生素B_2、鈣、磷、鐵、鎂、鋅等礦物質，以及人體必需胺基酸，營養價值很高，也可作為補品來用。多吃紫米能收到開胃益中、健脾暖肝、明目活血的功用，對於少年白、婦女產後虛弱、病後體弱、貧血以及腎虛等都有很好的補養作用，所以又有「藥谷」的稱號。而且正因為其含有豐富的營養，滋補效用極高，因此也被稱為補血米、長壽米。

紫米含有高量的維生素B群，可強化神經系統、緩和腳氣病等症狀，並有助於新陳代謝、清血、預防皮膚與肌肉的老化；鋅對男性攝護腺有很大的幫助；不飽和脂肪酸有利於腦細胞的發展；抗氧化的花青素則能延緩老化。

備註

①吃豆類容易脹氣，烹煮時可加入約半茶匙的鹽巴以消除脹氣。但若本身就常有脹氣情況者，則要少吃。

②紫米與黑豆都不容易消化，煮的時間不宜太短，也不宜吃太多。尤其是老人、小孩、脾胃虛弱者，更是不能多吃。

中醫師的小提醒

1.本品可以改善消化性潰瘍，但用量不宜大，免黏滯難化反傷胃。

2.體質燥熱易上火，大便祕結者，不適合服用。

茯苓黑紅湯

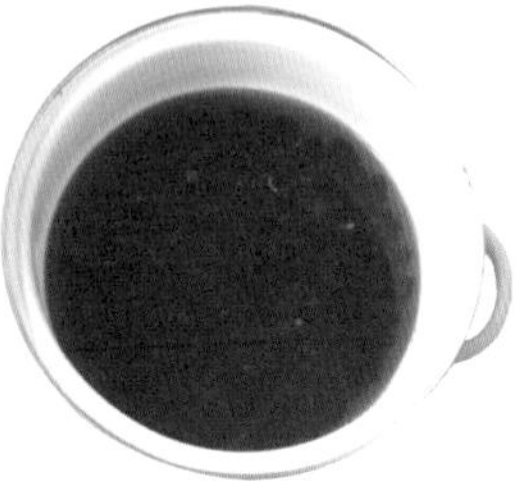
將黑豆泡水

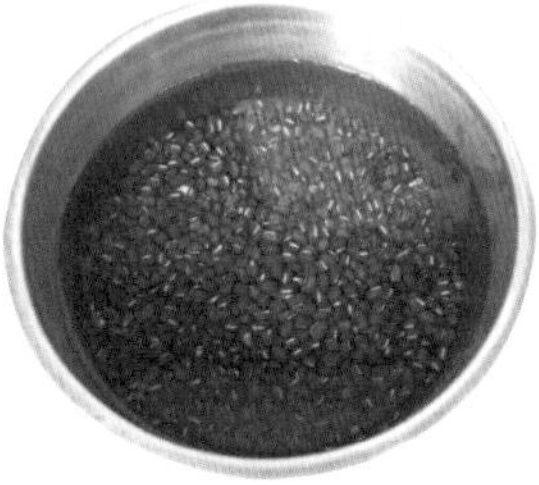
將紅豆泡水

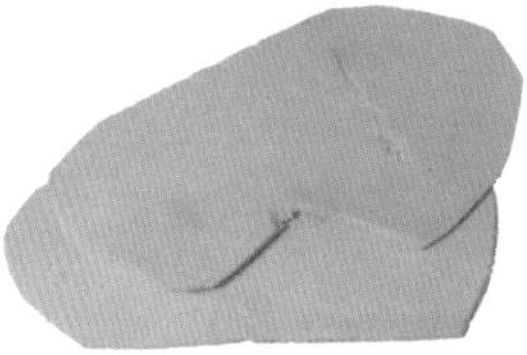
茯苓

材料

黑豆　　五十克
紅豆　　五十克
茯苓　　十克

作法

1 將黑豆洗淨，用水泡半小時～一小時。
2 將紅豆洗淨，用水泡半小時～一小時。
3 將黑豆、紅豆、茯苓加水放入電鍋中煮。
4 約煮半小時～一小時，等水色變深後就煮好了。

功效

1 補血養血。
2 調理腸胃、祛溼。
3 養顏美容、潤膚美肌。

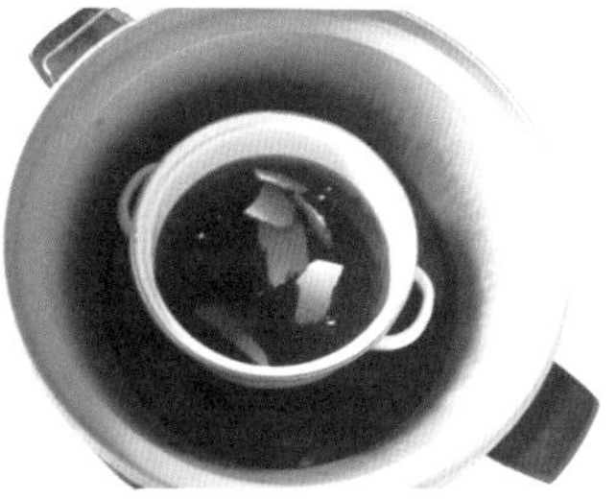

將黑豆、紅豆、茯苓加水放入鍋中煮

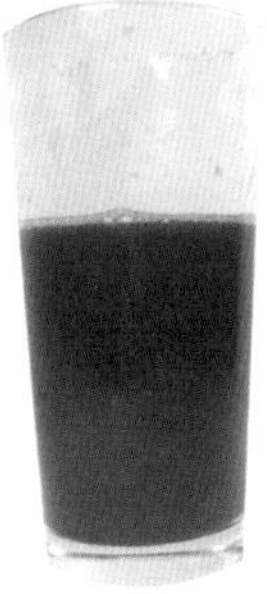

茯苓黑紅湯

茯苓又稱玉靈、茯靈、萬靈桂、茯菟，是中醫傳統用藥。在《神農本草經》中說茯苓的功效有：「主胸脅逆氣，憂恚驚邪恐悸，心下結痛，寒熱，煩滿，咳逆，口焦舌乾，利小便。久服安魂、養神、不飢、延年。」《本草綱目》則說：「後人治心悸必用茯神，故潔古張氏於風眩心虛，非茯神不能除，然茯苓未嘗不論心病也。」

茯苓含有茯苓聚糖、茯苓酸、蛋白質、脂肪、卵磷脂、膽鹼、組胺酸、麥角甾醇等，能利尿，增加尿中鉀、鈉、氯等電解質的排出，還有降低血糖、鎮靜、改善記憶力、舒緩拉肚子症狀等作用。

茯苓被譽為「四時神藥」，這不只是因為它的功效廣泛、經常入藥，能與各種不同藥物相配合，而且不論什麼季節都可使用，不管是風、溼、寒、溫哪一種邪氣，茯苓都能有效發揮功用，更加上它也很適合入菜，所以真可說是健康又美味的一味藥材。

具體說來，茯苓具有以下幾種功效：

利水滲溼、利尿，能增加尿中鉀、鈉、氯等電解質的排出，可以用來治療水腫脹滿、小便不利以及腳氣病；也能寧心安神，改善記憶力、鎮靜；還能治療腹瀉、健脾和胃，降低血糖。

紅豆屬於高蛋白質、低脂肪的高營養穀類食品。紅豆中含有多項營養素，包括有蛋白質、醣類、脂肪、膳食纖維、維生素B群、維生素E、鉀、鈣、鐵、磷、鋅等，其中，豐富的鐵質有補血、促進血液循環、強化體力、增強抵抗力，讓人氣色紅潤的效用，尤其適合女性在生理期間食用。

紅豆除了營養豐富，也有許多食療的效果，像是利尿、消水腫等。紅豆中的維生素B_1能輔助醣類在體內分解燃燒；膳食纖維則能刺激腸道蠕動，促進排出體內廢物、膽固醇和膽酸，同時也能改善便祕、清除宿便；皂苷在人體內則能充當油脂乳化劑，與膽固醇結合後一起被排出體外，所以能達到降低膽固醇的功用。

備註

①雖然茯苓的功效廣泛，但因為茯苓利尿，若是常跑廁所、小便較多的人，最好不要吃多。此外，汗多的人也要盡量避免吃太多茯苓，以免損傷元氣。

②紅豆水有利尿的效果，所以盡量避免睡前食用，以免因頻尿而影響睡眠。

中醫師的小提醒

古人稱茯苓為仙家食品，茯苓有強身袪病，延年抗老，潤澤肌膚的作用。傳說慈禧太后喜歡用茯苓做成糕點和飲料服用，以求保持皮膚潔白細膩。愛美的女性一定要試試這天然美味「吃的保養品」！

蒲公英黑豆煮

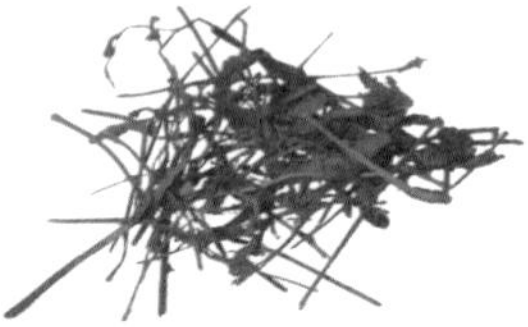

蒲公英

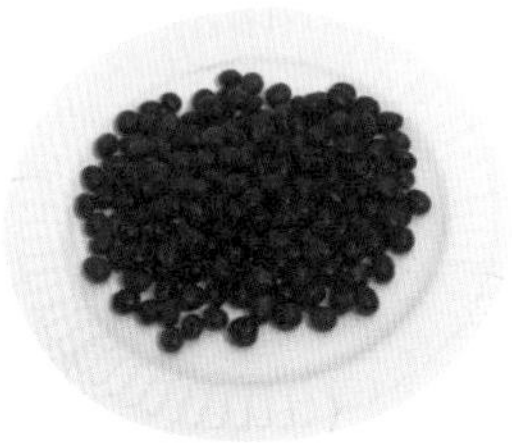

黑豆

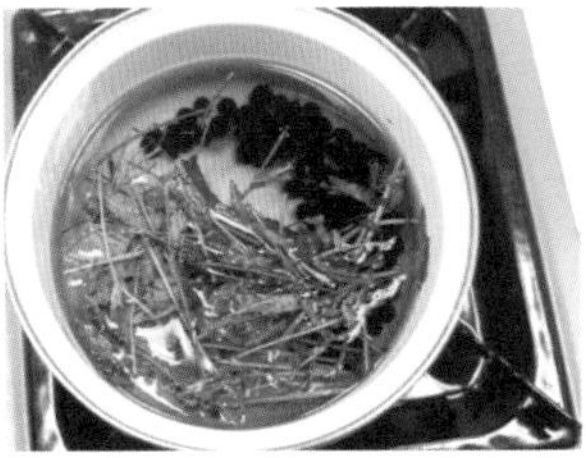

將蒲公英、黑豆加水放入鍋中煮

材料

蒲公英　十公克
黑豆　十五公克
黑糖　適量（依個人口味調整）

做法

1 將黑豆洗淨後和蒲公英一起放入鍋中加水煮熟。
2 濾出蒲公英，加入黑糖，以小火加熱五～十分鐘即可。

功效

1 清熱解毒。
2 養血祛風。
3 治療掉髮、斑禿，止癢生髮。

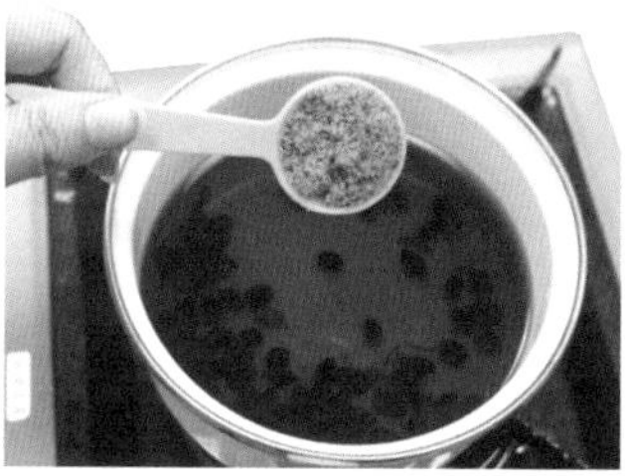

濾出蒲公英後加入黑糖

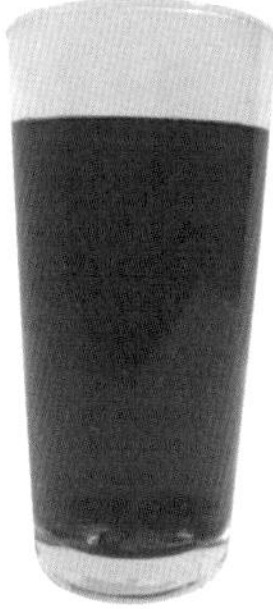

蒲公英黑豆煮

蒲公英有清熱解毒、消腫散結、利尿通淋的功效。

在《本草綱目》中記載：「蒲公英主治婦人乳癰腫，水煮汁飲及封之立消。解食毒，散滯氣，清熱毒，化食毒，消惡腫、結核、疔腫。」在加拿大，蒲公英甚至已被正式認定為是具有利尿、解水腫的草藥。當作利尿劑使用時，蒲公英可以清血、排出肝臟毒素、增加膽汁量、降低血清膽固醇和尿酸的含量，同時改善腎臟、胰臟、脾臟和胃部的功能。其他像是減輕、改善更年期症狀、貧血、乳房腫瘤、肝硬化、便祕、黃疸、風溼等疾病也很有效用。

蒲公英含有豐富的維生素A和維生素C，而且用處很多，不只能入藥，也能作為食物食用。像是初春的嫩蒲公英就是一種野菜，它可以用做涼拌、煮湯或炒熟了食用，也可以和肉類相拌，做成餃子餡，味道就和西洋菜差不多。

備註

留意蒲公英的用量不要過大，否則容易造成慢性腹瀉。

中醫師的小提醒

蒲公英可至中藥行購買，青草藥店也有。

傳說趣事：蒲公英健胃，可製成咖啡代用品飲用——將蒲公英根在火爐上焙至乾脆，然後研成粉末，作為飲料——該法始於美洲印第安人，後來被歐洲人學去。它營養豐富又有興奮作用，卻不含咖啡因。

黑豆山楂枸杞茶

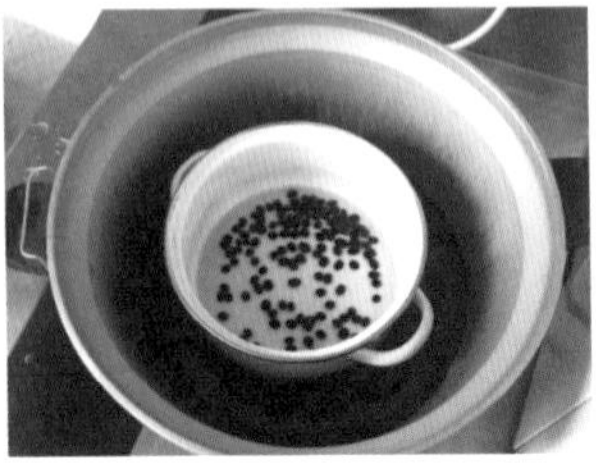

將黑豆加水放入電鍋中蒸

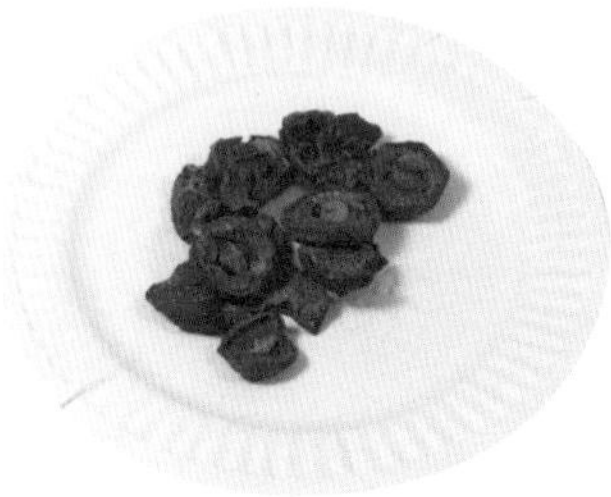

山楂

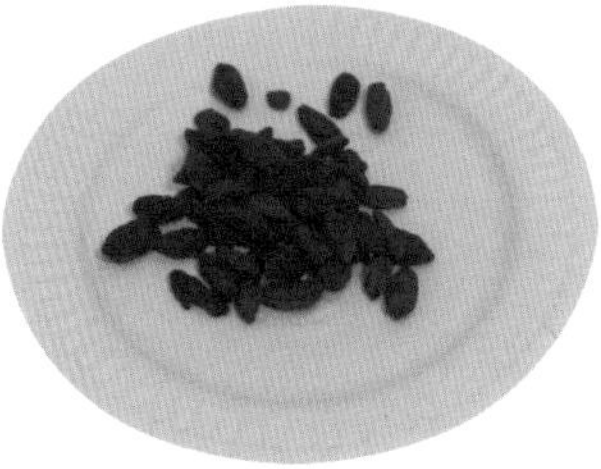

枸杞

材料

黑豆　五十公克
山楂　十五公克
枸杞　三十公克
黑糖　二十公克（可依個人口味調整）

作法

1. 將黑豆洗淨後蒸熟。
2. 將山楂、枸杞洗淨後浸泡約一小時。
3. 將所有食材置入杯中，加入約五百毫升的熱水。接著蓋緊杯蓋，等約兩分鐘即完成。

功效

1. 養心益腎。
2. 補虛健脾。
3. 化瘀降脂，預防高血脂症。
4. 養肝保肝，預防脂肪肝。

依據由李中梓所著、成書於明末的藥學著作《本草通玄》記載：「山楂，味中和，消油垢之積，故幼科用之最宜。」由黃宮綉編著、成書於清代的《本草求真》中也說：「山楂，所謂健脾者，因其脾有食積，用此酸鹹之味，以為消磨，俾食行而痰消，氣破而泄化，謂之為健，止屬消導之健矣。至於兒枕作痛，力能以止；痘瘡不起，力能以發；猶見通瘀運化之速。」

依據現代藥理學研究則顯示，山楂有能夠幫助脂肪分解、促進消化、抑菌、降血脂、強心等功能，適於肥胖以及患有脂肪肝、病毒性肝炎的患者食用。

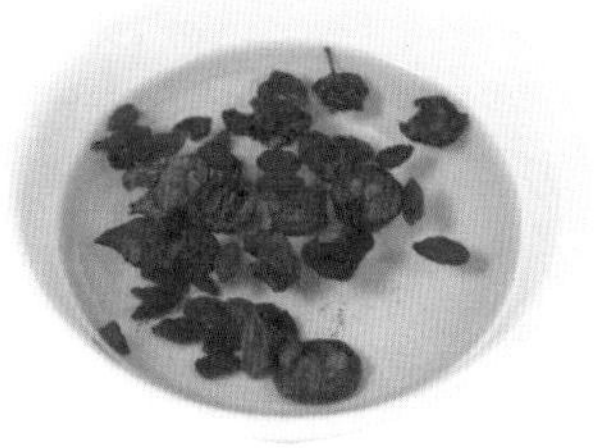

將山楂、枸杞泡水

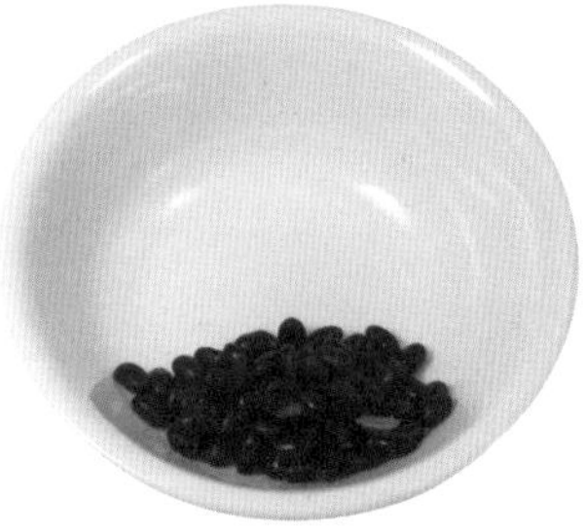

蒸熟的黑豆

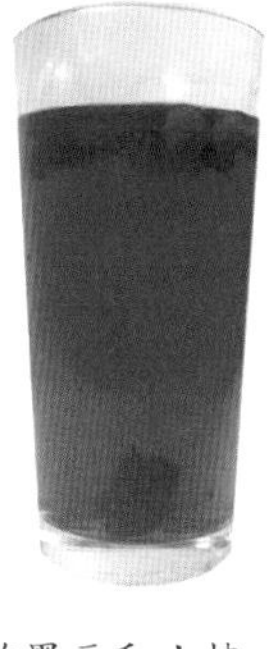

將蒸熟的黑豆和山楂、枸杞一起泡成茶

山楂中含有多種維生素、山楂酸、酒石酸、檸檬酸、蘋果酸、黃酮類、內脂、醣類、蛋白質、脂肪、鈣、磷、鐵等多種礦物質，其中的脂肪酶能促進胃液分泌、增加胃內酶素等功能，有助促進脂肪類食物的消化。傳統中醫裡頭認為，山楂具有消積化滯、收斂止痢、活血化瘀等功效，主要用來治療飲食積滯、胸膈痞滿、疝氣血瘀閉經等症。

此外，山楂中所含的黃酮類能有效擴張血管以及降低血壓，所以有增強心肌、抗心律不整、軟化血管、減少膽固醇含量的功能，能有效防治心血管疾病，加上它也有強心的作用，所以對老年性心臟病也很有益處。

備註

①山楂不能空腹吃，否則恐會使胃酸增加，對胃黏膜造成不良的刺激。因此，胃酸過多、脾胃虛弱或是有消化性潰瘍及齲齒者最好不要食用。

②山楂有破血散瘀的作用，會刺激子宮收縮，甚至可能誘發流產，所以孕婦要避免食用。但若在產後服用則有助子宮復原。

中醫師的小提醒

黑豆山楂枸杞茶有明目保肝、降油消脂、補肝腎的作用，很適合上班族作為保養食用。

杏仁黑豆湯

材料

杏仁	十公克
黑豆	五十公克
黑糖	適量（依個人口味做調整）

作法

1 把黑豆洗乾淨後放入鍋中炒，炒至豆衣裂開即可起鍋。
2 把黑豆、杏仁加水放入電鍋內煮。
3 煮好後加入適量的黑糖。

功效

1 補血活血。
2 化痰。
3 通絡。
4 祛風補腎。

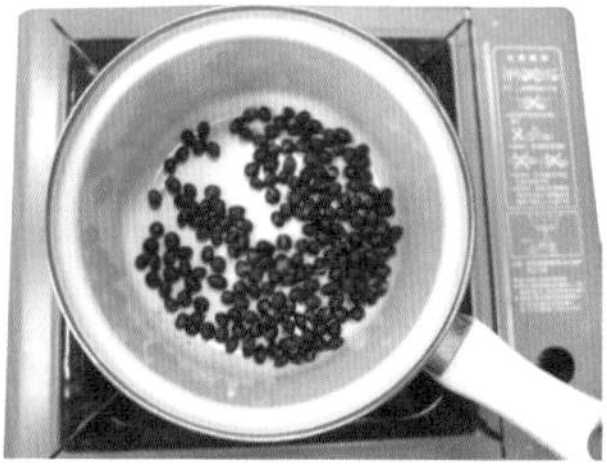

將黑豆放入鍋中炒

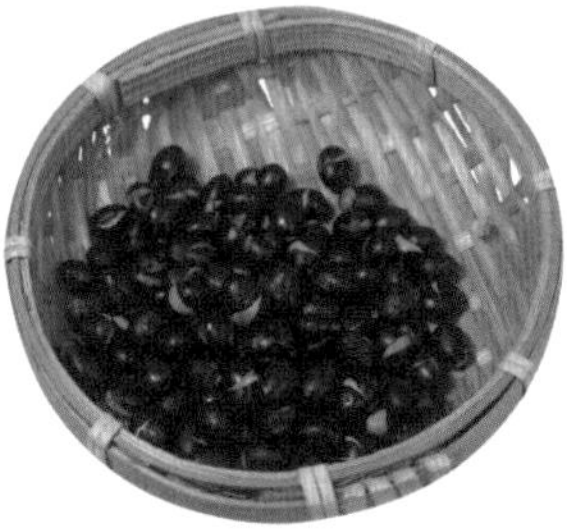

炒熟的黑豆

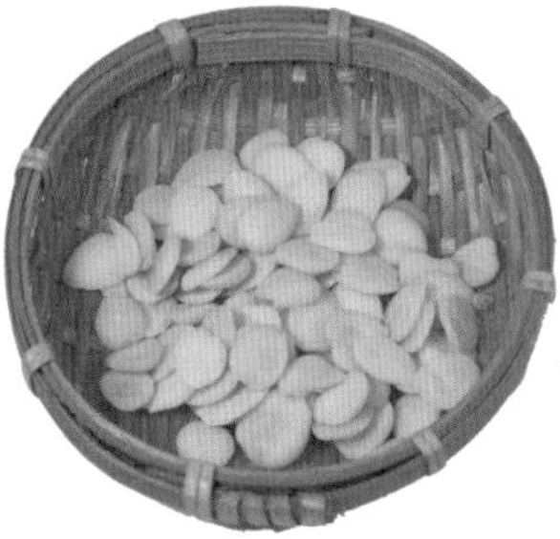

杏仁

杏仁指的就是杏子的核仁，在中國，將杏仁當作藥材使用的歷史已有二千年之久。《本草綱目》中有記載：「杏仁性味辛苦甘溫、有小毒，入肺與大腸經。有止咳平喘、潤腸通便之功效。」從這段話中能得知，吃杏仁能夠治療肺病、咳嗽等。這是因為杏仁偏於滋潤，有一定的補肺作用之故。

杏仁含有豐富的營養素，包括有維生素E、單元不飽和脂肪酸、鎂、鋅、鉀等。其中的維生素E含量尤其豐富，可說比其他堅果類的要多上十倍以上。而維生素E最重要的功能就是抗氧化、防癌、抗老等，所以也有美容的功效，能促進皮膚微循環*，使皮膚顯得紅潤光澤。

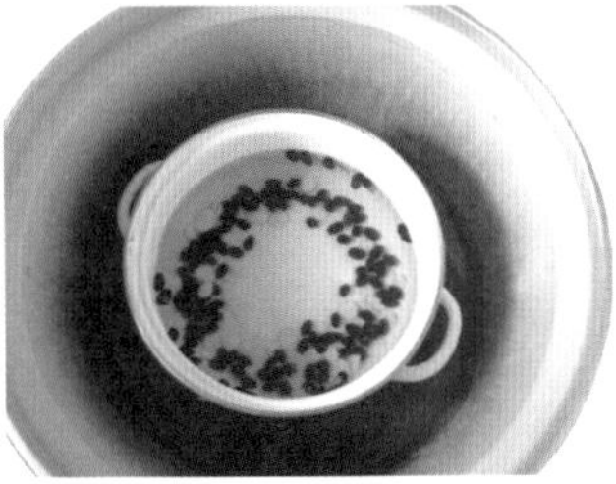
將黑豆、杏仁加水放入鍋內煮

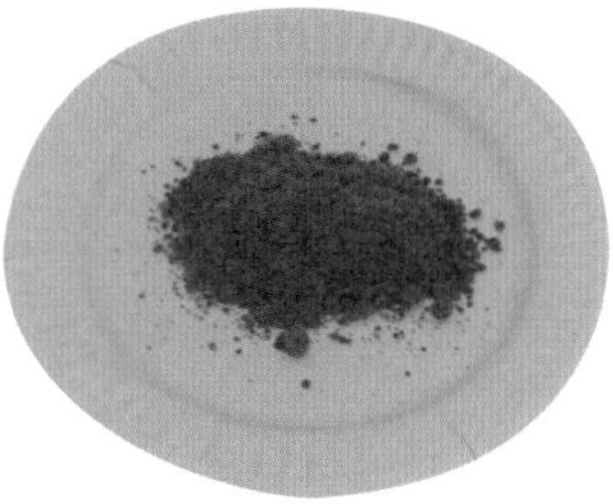
黑糖

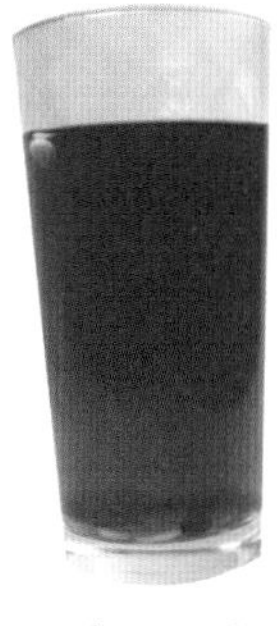
將黑糖加入煮好的杏仁與黑豆水中即成杏仁黑豆湯

杏仁中還有多量的黃酮類與多酚類成分，這些成分能夠降低人體內的膽固醇，也能顯著降低發生心臟病與慢性病的機率。

杏仁除了有上述的效用，經研究，還能降低心血管疾病風險以及預防糖尿病。

經由許多臨床實驗證明，多吃杏仁可以在不影響好的膽固醇下降低血中不好的膽固醇濃度，相對的也就能降低罹患心血管疾病的風險。

此外，在預防糖尿病上，杏仁也發揮有重要的功用。這是因為杏仁中所含的鎂及膳食纖維本身就有穩定血糖的效果。

中醫師的小提醒

1. 杏仁有小毒，用量不可過大。
2. 陰虛咳嗽及大便溏瀉者不宜服杏仁。
3. 嬰兒宜慎用杏仁。

*註：微循環，指微動脈與微靜脈之間毛細血管中的血液循環。人體中每個器官、每個組織細胞都要由微循環提供氧氣、養料、傳遞能量，排除二氧化碳及代謝的廢物。微循環若出現障礙，就容易導致人體衰老、免疫功能紊亂，以及疾病的發生。

黑豆杜仲茶

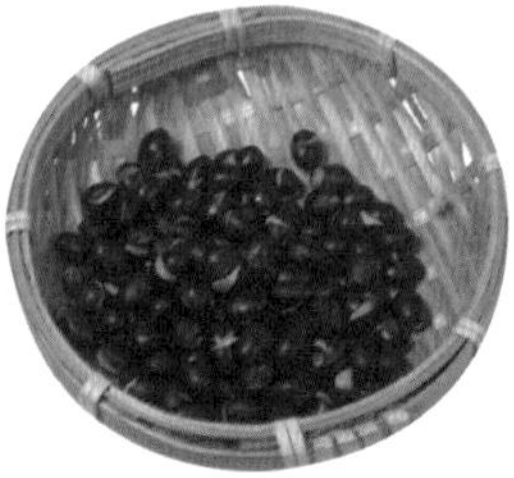

炒熟的黑豆

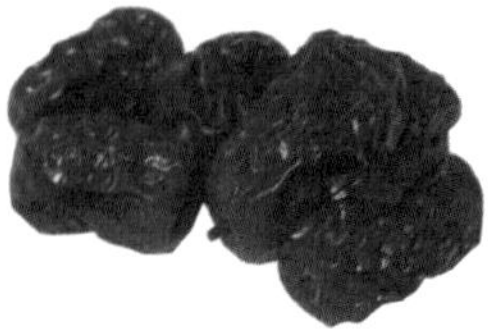

紅棗

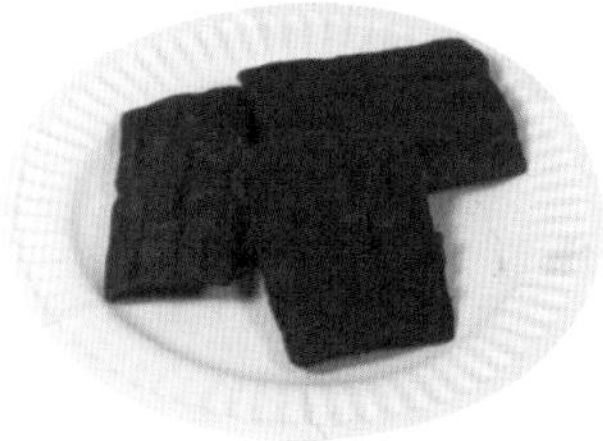

杜仲

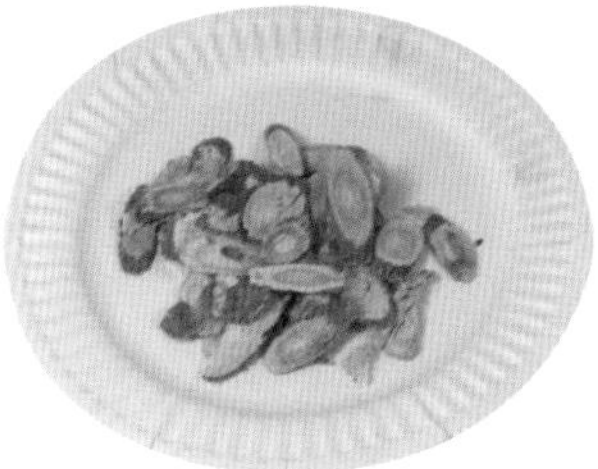

黃耆

材料

黑豆　三十公克
杜仲片　二片
黃耆　三～五片
紅棗　三～五粒
枸杞　適量

作法

1 將黑豆洗淨後下鍋炒。
2 將紅棗洗淨後用刀子劃開。
3 將杜仲片剝成小片。
4 將所有食材加水放入電鍋中煮即可。

功效

1 瘦身減肥。
2 排水利尿。
3 鎮靜鎮痛。

杜仲，根據《神農本草經》中說：「主腰脊痛，補中益精氣，堅筋骨，強志，除陰下癢濕，小便餘瀝。」《名醫別錄》*[1]也說：「主腳中酸痛，不欲踐地。」

杜仲其實是一種植物的樹皮，也是一款用途廣泛、非常好用的滋補名貴藥材，因此又有「植物黃」的美譽。做為中藥，杜仲的療效有補肝、補腎、降血壓、安胎、強健筋骨等多種功效。

杜仲茶的作用與功效非常豐富，常喝杜仲茶對身體有許多好處：

一、抗老美容：杜仲能加速人體膠原蛋白的新陳代謝，達到防止衰老的目的。長期

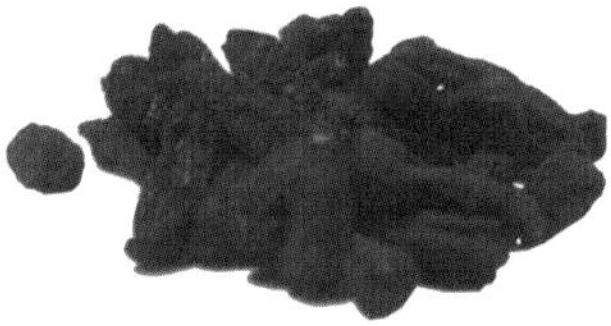

枸杞

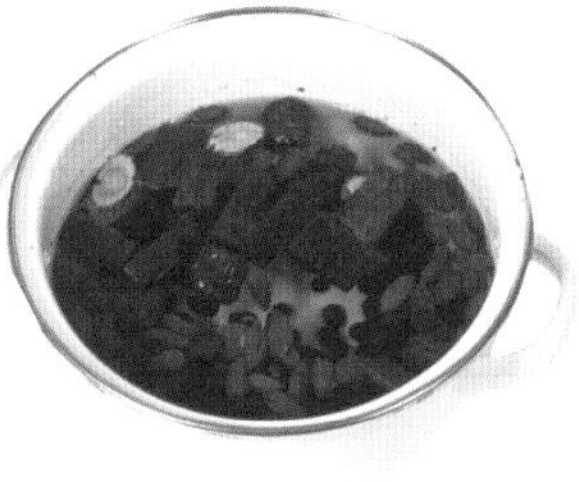

將所有材料放進鍋裡煮

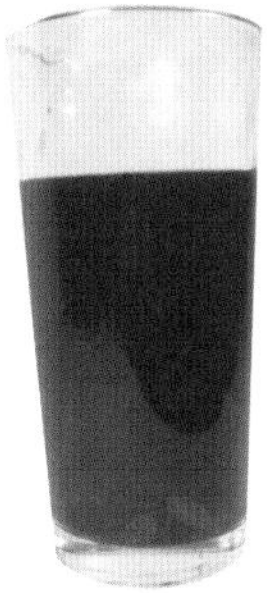

黑豆杜仲茶

服用杜仲，可以促進血液循環和代謝機能，加速細胞間膠原蛋白的代謝，提高膠原蛋白的合成能力，所以能活化腦細胞，防止衰老、癡呆。而且也因為杜仲上述的效力，所以能防止或延緩皮膚起皺、老化，增加皮膚光澤。

二、調節血脂、降三高：經醫學研究證明，杜仲是高質量的天然降壓藥物，而且有調節血脂的功效。杜仲含有多種藥用成分，能加快血流速度，改善人體的微循環功能，既有良好的降壓作用，預防血壓升高，也能有效改善因高血壓所引起的頭暈、失眠等徵狀。

三、瘦身減肥：杜仲能促進膠原蛋白的新陳代謝，並加快其他蛋白質的合成，消耗體內能源，進而減少蓄積在體內的三酸甘油脂。若連續服用杜仲超過一個月，能明顯降低人體皮下及內臟周圍的三酸甘油脂含量，起到防止肥胖與減肥的作用。

黃耆有「補氣諸藥之最」的美稱，是藥膳中最常用的中藥之一，也是中醫裡使用最廣泛的藥材之一。

根據古籍的記載，黃耆能補氣升陽，有胃下垂、肺氣不足、子宮下垂等症狀的人，都可以吃黃耆來補氣。

黃耆的性味甘溫，除了能補氣生血，以黃耆的根莖入藥，還能補益脾胃、養護呼吸系統、提高免疫功能、預防感冒、利水退腫、生津解渴、有助傷口癒合、治療因虛弱性所引起的各種疾病。

黃耆的成分主要有蔗糖、葡萄糖醛酸、粘液質、胺基酸、苦味素、膽鹼、甜菜鹼、葉酸等，從現代藥理學來看，黃耆有增強免疫力、保肝強心、擴張血管、促進全身血液循環、降低血壓、抗菌、利尿，以及治療糖尿病、高血脂症、冠狀動脈硬化、心肌梗塞、腎炎等作用。

備註

杜仲屬於溫補的藥材，故陰虛火旺者*2需謹慎使用。

中醫師的小提醒

黑豆杜仲茶屬溫補茶品，補氣補血、補肝腎脾，對於體質虛寒、四肢冰冷，容易腰酸腿軟者，有很好的效果。

*註1：《名醫別錄》，為魏晉名醫所集錄之本草。

*註2：陰虛火旺，指陰陽失調，虛熱內生的症狀。

第三章

黑豆食療體驗記

實例一　成功降低三酸甘油脂值——黑豆水

花蓮縣・五十二歲・行政人員・陳小姐

我向來很注重健康，每年都會定期去做全身健康檢查。可能因為我總是很勤於保健，所以很幸運的，至今沒有生過什麼大病，也沒有什麼惱人的成人病、文明病之類的。

可是，去年五月，我在接受公司安排的健康檢查時，卻被醫生指出我的膽固醇與三酸甘油脂值偏高。

在此之前，我的膽固醇值為二二〇，想不到只不過一年的時間，它就迅速攀升到了二六九。本來我的三酸甘油脂值也一直都維持在一〇二，可是沒想到，它也升高到了一七五。聽到這樣的結果，我不禁擔憂起自己的健康狀況。

醫生安慰我說不用太擔心，因為有時更年期也會造成這種現象，過一段時間後就會下降。即便醫生是這麼跟我說的，但我依舊擔心不已。

緊接著，當正式迎來那年的夏天後，我開始變得很容易疲倦，而且那種倦怠感始終無法退去，特別是在每天早上起床的時候。我常會覺得渾身無力，單只是要坐起來都覺得累，所以非常不想下床，更不想去上班。

我每天晚上都習慣在睡前看書，以前我大約會從十點開始看，約看三十~四十分鐘後再上床睡覺，可是當時，我只要翻開書頁沒多久就會覺得眼睛酸澀、不停地打呵欠，根本無法看下去。起初，我還以為是因為夏天太熱了，我得了夏日倦怠症，可是即便時序入了秋，這樣的情況依舊持續著，因而讓我很是煩惱。

可是，這並非什麼病症也沒有特別讓我感到不舒服或疼痛之處，就算要去看醫生，也不知道該從何說起，而且也似乎有點小題大作了些，所以我就只能強壓下心中的不安，靜靜忍耐，等著看過段時間後，情況會不會轉好。

當我為了偏高的膽固醇、三酸甘油脂值與疲倦的情況而煩惱時，某天，我在某本健康雜誌上看到了有關「黑豆水」的養生法。雜誌中針對黑豆水保健養生法的介紹看起來很方便、簡單實行，於是我立刻跑去買黑豆，然後依著雜誌上所寫的方式，開始自己動手做黑豆水。

我將買回來的黑豆先洗淨後再泡在清水裡一夜。隔天，把黑豆連同浸泡的水用大火煮到沸騰，然後用小火熬半個小時。

熬好的黑豆水放冷後，我就把它倒入容器裡，再放入冰箱冷藏保存。這樣做好的黑豆水可以保存個三、四天左右。

我的喝法是每天早、午、晚各喝一次，每次喝的量是一百五十到兩百毫升。

我持續喝黑豆水三個月後，有一天，我又去了醫院做健康檢查，檢查後的結果令我非常開心。

檢驗結果的報告是，我的膽固醇值已經又恢復到之前的二二〇。過三個月後，我再度去抽血檢查，發現膽固醇值竟然降到了二〇〇，連三酸甘油脂值也跟著下降到一〇八了。

不只如此，之前很困擾我的疲倦感也消失得無影無蹤，我又恢復到了從前精神、有活力的狀態了！而且這些還只是喝了黑豆水後的部分效果而已。

我的皮膚本來都很乾燥，只有鼻子到上額之間很油亮，兩頰則非常乾燥。可是自從開始喝黑豆水後，我兩頰的乾燥逐漸改善了，不久後，我肌膚的膚質就變成了不油不乾的狀態。因為喝黑豆水確實對我的健康有所幫助，所以我極力推薦給許多親朋好友們。

除了有些人因為嫌黑豆水製作起來很費時而在中途放棄，其他有在持續喝黑豆水的人都說，他們在喝了黑豆水以後，血糖值都有大幅度的下降，身體狀況明顯改善很多。

我後來自己上網查了關於黑豆的資料後發現，黑豆水內含有亞油酸、異黃酮等成分，就是這些東西讓我的三酸甘油脂以及膽固醇值下降，而且還增加了有益人體的好膽固醇。另外，名之為「果膠」的這種食物纖維則有抑制腸胃吸收脂肪的功能。

至於我乾燥的肌膚之所以能獲得改善則是拜黑豆所含的植物性卵泡激素所賜。植物性卵泡激素是類似女性荷爾蒙的物質，除了能改善乾燥肌，還能美化肌膚，消除肌膚上的斑點。

實例二 始終控制不住的高血壓終於回復到正常值——黑豆水

台中市・四十一歲・會計・蕭小姐

我們家所有成員，包括我婆婆、我們夫妻倆以及我們的一雙兒女，約在兩年多前開始喝起黑豆水。當時，我先生聽同事說喝黑豆水可以控制血壓，他回來轉述給我聽後，我就開始做起黑豆水給全家人喝。

我娘家家族一直都有高血壓的病史，所以我的血壓也一直偏高。特別是近年來，隨著年齡的增長，血壓更是愈來愈高，每次量血壓時，高血壓都是一七〇，而低血壓則是九十五。

雖然我很留意這點，也一直會定期去醫院看診、服藥，可是始終都沒能控制住血壓。偶爾嚴重的時候，血壓甚至會飆高到一八〇，讓我頭痛難忍，走起路來也頭重腳輕的，叫我實在不知道該怎麼辦才好。

一次偶然間，我先生聽他一位同樣有高血壓毛病的同事說，黑豆水對高血壓很有效，對增進健康也大有幫助。回家後，他建議我也可以試試看，反正就死馬當活馬醫，而且黑豆也只是一般食材，不是什麼藥品類，試試看也無妨。於是我便開始製作黑豆水給全家人喝。

我們全家人習慣一起吃早餐，早餐前，我會端給大家一人一杯黑豆水，讓大家先喝黑豆水再吃飯，每天都這樣，沒有一天間斷過。可能因為沒有間斷的飲用黑豆水，漸漸地就陸陸續續出現了許多令人開心的成果。

以我個人來說，我在持續飲用黑豆水三個月後，血壓就明顯有控制住了。之前一直吃降血壓藥都降不太下來的血壓，竟開始在持續下降。半年後，我高血壓的平均值已經降到了一三五，低血壓也下降到八十五，完全落在正常範圍內。

另外就是也變得不太會感冒了。以前，每年進入秋季到隔年開春之間，我都一定會染上好幾次感冒，可是從去年底開始，我竟連一次感冒都沒得過。

起初，我對自己沒有感冒一事感到很驚訝，好幾次都尋思想著到底是為什麼？怎麼自己突然變得身強體健起來？後來仔細回想一下後才想到，有可能是因為長期持續喝了黑豆水的關係。

還有我以前有便祕的症狀，但在喝了黑豆水後，排便變得很順暢，再沒有便祕的困擾，可能是因為腸道順暢，體內沒有堆積老舊廢物了，皮膚的狀況也因而改善很多。有許多朋友都跟我說，我整個人看起來變年輕好多，紛紛問我到底是用了哪些保養品？或是吃了什麼東西？

除了這些以外，黑豆水還讓我擁有好精神與好體力。之前可能因為我已經年過四十，精神、體力都明顯有下降的趨勢，甚至可以說是到了未老先衰的地步，明明每天都會睡足八小時，可是一到早上，就是爬不起來，總是覺得很累、很疲倦。

但是，自從我開始喝黑豆水後，這樣的情況便慢慢出現改變。每天早上醒來時，我都能精神飽滿、活力十足地很快下床來，幫一家五口準備早餐，然後再騎機車去上班。完全擺脫了之前沉重的倦怠感，變得健康有朝氣。

而且不只有我，家中成員在開始喝黑豆水後，每一個人也都變得比以前更健康、更有活力了。

以前，我也聽人說過喝蔬菜汁對身體很好，所以也曾嘗試過一段時間，但因為我實在不喜歡蔬菜汁的味道，所以喝沒幾天就放棄了。可是黑豆水有一股淡淡的甜味，喝起來很可口，我們一家人都能輕易接受，所以才能夠持續飲用下去。

雖然容易入口也很重要，但最重要的還是要我們所喝的健康飲品能適合自己的身體才行，這樣長期喝下來，才會在身體上出現正面的效果。

實例三　和惱人的更年期障礙說再見——黑豆水

屏東縣・四十九歲・圖書館員・藍小姐

約在一年前左右，我出現了類似更年期障礙的症狀。當時，就算是身處寒冬中，我的身體也會突然感到燠熱，接著就會開始滿身大汗，可是有的時候又會突然覺得寒冷異常而不斷發抖。

明明是在寒冷的冬天，我卻不斷在冒汗，朋友們看到我這樣都以為我生病了，紛紛要我去看醫生。

但因為我只有這方面的問題，所以就一直拖拖拉拉的，直到最近才去看了醫生。醫生告訴我，這是所謂的更年期障礙，在冬季發熱冒汗就是其中一種症狀。

之前有聽人說，更年期障礙會很不舒服，但因為出現在我身上的症狀不多，也不嚴重，所以並沒有到讓我非常苦惱的地步，只是有的時候會覺得很懶散，什麼事都不想做，連動都不想動。醫生說這也是更年期障礙的一種症狀，最常見於停經前後的女性。

不久後，我聽嫂嫂說，喝黑豆水能有效改善更年期障礙。雖然目前出現在我身上的更年期障礙並沒有嚴重到會影響日常生活的地步，但大冬天裡，一下忽冷忽熱的，也頗令人苦惱，於是我便向嫂嫂請教黑豆水的作法，決心自己做黑豆水來喝喝看。

我之所以想喝黑豆水，純粹只是為了想改善更年期障礙的症狀，可是沒想到，在開始喝黑豆水後，不只是更年期障礙的問題，身體其他狀況也跟著有所改善。

以前，我有很嚴重的便祕困擾，幾乎是一星期只上一、兩次大號，可是在開始喝黑豆水之後，約莫只過了兩個星期，我的排便情形就明顯變順暢許多。從以前的一個星期一、兩次，漸漸進步到每天都有排便了。

可能是因為解決了便祕的問題，清除掉體內累積的廢物，我的皮膚也因而變好了。不僅狀況少很多，膚質也變得柔滑細緻。

之後，我也把黑豆水推薦給我妹妹。我妹妹的皮膚屬於乾性膚質，尤其一到冬天，就會因為乾燥而渾身發癢。為了解決這個問題，她總是會拚命往身上塗抹乳液，但這畢竟是治標不治本，乳液的保溼時間有限，一旦過了保溼期，又得補擦，很是麻煩。

妹妹在經我推薦後也開始喝起黑豆水，結果就在她喝了一個多月的黑豆水後，她皮膚乾燥的情況就明顯改善許多，甚至也不再會發癢了。

如今，托黑豆水的福，我順利的擺脫了更年期障礙，相信靠著黑豆水，我應該能平安無事地度過更年期才是。

後來我和一位認識的營養師提起自己在喝黑豆水的事，營養師跟我說，黑豆水之所以能幫我解除更年期障礙，那是因為黑豆中含有豐富的異黃酮，這種物質有著類似於女性荷爾蒙的作用，所以能夠大幅改善更年期所帶來的不適，同時也能有效幫助肌膚美白。

此外，黑豆中所含的豐富維生素 B_1 則能有效消除水腫，使皮膚的新陳代謝變活潑；至於其他像是果膠類的成分，則是水溶性的食物纖維，所以能有助通便、治療便祕。

實例四　失眠不再，一覺好眠——黑豆水

新北市・三十八歲・護理人員・朱小姐

我的家族有著高血壓的病史，我娘家的父親一直都為高血壓所苦，而我也有察覺到自己的血壓是高了些。不過因為還沒有出現其他像是頭痛、眩暈等惱人的症狀，所以也就一直放著沒去管。

大約在距今兩年前左右，我陪著父親去做定期的高血壓追蹤治療時，趁著等候的時間，我利用放在診間外的自動量血壓計量起了自己的血壓，結果赫然發現，自己的高血壓高到一六五，低血壓也有九十九。由於我自己就從事醫護相關的工作，很清楚這樣的狀況不是很好，於是便立刻去看醫生，吃起了降血壓的藥。

此後，我一直都有照著醫生的吩咐，每天定時定量服藥，可是不知道是不是因為工作忙碌的關係，血壓始終都沒有恢復正常。

那時，我在工作的診所中認識了一位常來做復健的老先生，那位老先生聽說了我有高血壓的事後，便建議我可以用黑豆煮水喝。他說黑豆水可以幫助血液循環順暢，所以

能夠幫助降低血壓。聽完老先生的建議後，當天中午休息時間，我就去買了黑豆回家煮。

那位老先生跟我說，喝黑豆水的時間沒有限制，什麼時候都可以喝，但最好每天能喝兩次以上。

我自己是覺得在睡前飲用會比較有效，因為在睡著的時候，黑豆就能發揮效用，所以我通常都是在吃完晚飯或洗過澡後喝黑豆水，一次大約喝兩百五十毫升。

喝了黑豆水後，我第一個感覺就是比較好睡，沒有睡眠上的困擾了。在開始喝黑豆水之前，我很難入睡，常常都要借助安眠藥才能入眠。但想不到，開始喝黑豆水後，失眠的症狀就立刻改善了，我可以不吃安眠藥，直接一覺到天明。

以前我在大醫院上班時就一直有失眠的困擾。大醫院裡的護士通常是採輪班制的，睡覺時間很不固定，所以常常下班回家後卻睡不著覺。可是如果失眠或睡不好又會影響到隔天的工作，而我們這一行既累又不能有絲毫大意，所以我只好借助安眠藥入睡。

因為失眠問題嚴重，不久後我辭去了大醫院護士的工作，改去一般小診所上班。雖然小診所的上下班時間固定，沒有輪班值夜的問題，但我的失眠症依舊沒有改善。而且即便我不是每天都吃安眠藥，但服用的頻率還是很高。身為護士的我非常清楚，「是藥三分毒」，不管是哪一種藥物，只要長期服用，對身體會有不好的影響，因此我常會憂心地想著：「這樣繼續吃安眠藥下去真的好嗎？」

可是在開始喝黑豆水後，我的這層不安漸漸消散了。因為我現在只要躺下，很快就能入睡，不再需要依賴安眠藥了。

而那同樣令我頭痛的高血壓，雖然在開始喝黑豆水的初期並沒有什麼變化，但等我喝了約莫三個月左右，我的血壓就開始緩緩往下降。直到現在，我的高血壓已經降到了一三〇，低血壓也降到了八十，而且一直維持得很好，完全沒有忽上忽下的情況。當然，這段期間我除了喝黑豆水，也有固定服用醫生開的降血壓藥。

定期去量血壓、拿降血壓藥時，醫生總說我的血壓控制得很好，比之前好太多了，還問我是否改變了什麼飲食習慣？有從事什麼運動？還是改變了什麼生活作息？

此外，跟有高血壓的我不同，我先生罹患有低血壓，我聽說黑豆水也能改善低血壓，於是便也煮給我先生喝。

和我一樣，在喝了黑豆水一陣子後，我先生低血壓的情況有比較好轉了，而且他以前很常感冒，但現在感冒的次數不僅減少，體力也比從前好很多，不像以前總是三不五時就覺得累。

我對於黑豆水竟然有這麼神奇的功效感到很不可思議，於是就去查了相關資料，得知黑豆含有維生素能消除疲勞，有精胺酸能提升肝臟機能，這兩種成分對改善失眠很有幫助。

此外，黑豆中富含鉀與維生素Ｅ，所以能潔淨血液，降低血壓。但同時，黑豆也有很多有機酸，所以能改善低血壓與貧血的毛病。

實例五　輕鬆減重，連肌膚也跟著變年輕——黑豆咖啡

桃園市・四十五歲・行政人員・羅小姐

我今年四十五歲，身高一五九，體重則是四十七公斤。雖然我快步入更年期了，但很幸運地，我仍保有與從前二十五歲時相似的身材。

其實在一年前，我的體重是五十七公斤，比現在足足多了十公斤。

約從我三十五歲起，我的體重就開始逐年增加，明明我的生活方式、飲食習慣都沒有太大的改變，可是體重仍從四十五公斤開始漸漸往上增。雖然周圍的人都說我沒有胖很多，還是跟以前一樣苗條，但不論是照鏡子或是拍照時，我都能明顯看出自己當年那尖細的瓜子臉變成了圓呼呼的月亮臉，連之前常穿的衣服，也開始漸漸塞不進去了。我從小就瘦，就算不用刻意節食，甚至是晚餐吃完又跑去吃速食跟一堆零食，也從來不會胖得這麼明顯，所以我對自己的身材一直都很有自信，也因而對年過三十五就開始逐漸發福的自己感到厭惡。

那時，我曾試著控制自己的飲食，也做過一些運動，但是幾乎完全沒有效果。

我本來就不是很健康的人，身體上的毛病一大堆，又是低血壓，又是過敏，又是貧血的，為了減肥，我開始節食，可能因為這樣，結果差點拖垮了身體。

我因為氣血不足，一到冬天就很怕冷，甚至在夏天的冷氣房中也要穿著薄外套擋冷氣，算是怕冷體質。

結果開始節食後，怕冷症狀不僅更嚴重，甚至連肩膀、腰部、膝蓋也開始會感到痠痛。

再加上可能是因為營養失調，我的頭髮與皮膚也出現了變化。我的臉色變得蒼白無血色，頭髮也變得毛躁沒有光澤，指甲上慘白一片，就連臉上也不斷冒出斑點和痘子。

可是我當時並沒有進行很極端的節食，所以會出現這些一連串的奇怪變化，讓我感到非常驚訝。

開始節食後，我的體重並沒有如預期的下降，但是健康狀況卻是一落千丈，不論我妝化得多濃，都遮掩不了自己難看的臉色。因為這樣，讓我變得很不想出門見人，只想躲在家裡。

但因為這樣，又連帶影響到我的精神狀況，然後像是連鎖反應般，身體狀況也隨之變差，就這樣不斷惡性循環下去。

我的一位大學同學看到我這樣的狀況後，建議我試著喝喝看「黑豆咖啡」。我的這位大學同學以前身材肉肉的很胖，可是從前幾年開始，身材就慢慢往玲瓏有致方向發展，跟一般「人過中年就發福」的傾向完全背道而馳。

後來我才知道，原來她是靠著喝「黑豆咖啡」才順利減重成功，有了她成功的經驗，讓我不禁也心動地躍躍欲試。

只是，我向來不是很喜歡苦苦的咖啡。但是我的同學向我掛保證，黑豆咖啡和一般咖啡不同，只有咖啡之名，並沒有咖啡的苦澀，相反的，還有一股濃郁的香氣。

聽到同學這麼跟我說明後，我下定決心，立刻買黑豆回來試試看。

我曾經因為節食而讓自己的身體健康受到傷害，或許，黑豆咖啡對我來說會是一個不錯的選擇。因為黑豆只是一般的食物，既沒有毒性也沒有副作用，還可以完全吸收黑豆的藥效與營養，單就這一點來看，黑豆咖啡就有極大的魅力。

泡黑豆咖啡所用的咖啡粉是將炒過的黑豆研磨成粉。黑豆咖啡粉聞起來很香，喝法跟一般咖啡沒兩樣。我每次都是舀兩匙，配上約兩百CC的熱開水沖成一杯。

我每天早上都會喝兩杯黑豆咖啡，而且也只喝黑豆咖啡，其他什麼都不吃。午餐與晚餐前也會各喝一杯。

我在早上喝過黑豆咖啡後，就會覺得很有飽足感，直到中午吃午餐時都不太會覺得餓。加上我在午餐跟晚餐前又各喝了一杯黑豆咖啡，食量自然而然就減少許多。

我用這樣的方式喝了一個月後，體重就減輕了約有三公斤。而且不只體重減輕，我身體的健康狀況也愈來愈好了。本來之前我有嚴重的便祕，可是現在情況已經改善很多。

另外，我的血液循環似乎也變好了，因為之前嚴重困擾我的肩膀、腰部痠痛都消失了，隔不久後，連膝蓋也不會痛了。

不單如此，我的臉色跟指甲上的顏色也變好了，變得比較紅潤有血色，臉上不再冒痘痘，頭髮更是變得光澤亮麗，總之，幾乎從前所有的不適不是獲得了改善就是通通消失殆盡。

開始喝黑豆咖啡三個月後，我總共瘦了快七公斤，由五十七公斤減輕到五十公斤。

此後，我仍會持續飲用黑豆咖啡，不過並不是為了要減肥，而是為了美容與健康。

所以我想，我應該會持續喝黑豆咖啡。

黑豆咖啡的做法：

①將黑豆洗淨後風乾。

②將風乾好的黑豆放入鍋中用小火炒三十至六十分鐘，等黑豆發出香氣後即可離火。

③將炒好的黑豆放入棉布袋裡，用木棒（或桿麵棍）將黑豆稍微碾碎，再利用磨豆機磨成粉狀就完成了。

④黑豆咖啡的喝法跟一般咖啡一樣，但只能保存十天左右。

實例六　成功降下高血糖——醋黑豆

新北市・四十歲・管理職・羅先生

我在一間中小型企業擔任主管，雖名為主管，但裡頭的作業員人數其實不過十多人，所以有很多事都要自己來，常常忙裡忙外的一點都不得閒。

因為常這樣跑來跑去，所以我總以為自己的運動量是很足夠的，可是萬萬沒有想到，在偶然一次的健康檢查中，竟發現我的血糖值高達三百mg／dl，這結果簡直讓我嚇傻。

我向來忙於工作，沒什麼時間去做健康檢查，想不到，頭一次抽空做的健康檢查，竟會得出血糖值三百mg／dl的結果。

我完全不相信這份檢查數據，於是找時間去了另一間檢驗所抽血檢查，但想不到，結果還是一樣。而且當時的檢驗師還苦口婆心的勸我一定要休息住院。

此前，我從來沒生過什麼大病，更沒有住過院。我唯一有的毛病就只是稍微胖了一點而已。至於糖尿病，我們家中並沒有相關的家族病史，我也頂多是聽人提起過、看到報章雜誌上常討論這可怕的疾病，但卻做夢也沒想到，有一天自己也會成為高血糖患者。就連老婆也覺得很不可思議，她一直覺得我的食量明明就不大，怎麼可能會罹患糖尿病呢？

確定自己罹患糖尿病後，我立刻開始思考能夠降血糖的方法。除了接受醫生治療，老婆也為了我四處請教食療專家，看看如何有效調整飲食，同時也費了不少心思在計算卡路里上。

不過回過頭來想想，我雖然沒有吃很多，也不嗜吃甜食，但我很不喜歡運動。每次家人朋友找我去爬山或是外出運動時，我總是能推就推。相反的，只要一有空，就會跟同事們一起去酒店喝酒聚餐，常常是一間喝過一間，喝到晚上三更半夜才回家。這種生活我持續過了好幾年。想想也是，我過著這種生活，血糖值怎麼可能維持正常而不升高呢？

而且最可怕的是，我的血糖值都已經高到三百mg／dl了，卻還一點自覺都沒有。只覺得從某一段時期起，我很容易感到口渴，但我始終都以為那是因為我愛喝酒的關係。

我是一個不喜歡受到約束、自制力也不高的人，雖然從知道自己的血糖值飆高到三百mg／dl後，去找了不少糖尿病的相關書籍來看，也涉獵了不少相關資訊，但我就是一點都不想戒酒，也不想放棄到酒館喝酒作樂。我可以勉強一點減少去的次數，但要我完全放棄，恐怕是做不到。

我不想完全改變飲食習慣，但又希望能把血糖降下來，這樣的兩難實在很困擾我，但幸好就在這個時候，我找到了「醋黑豆」。

我跟老婆說了想試試醋黑豆後，她立刻動手幫我做。我每天會吃醋黑豆兩次，每次吃一大匙。就這樣吃了一個半月後，我再去驗一次血，結果血糖值居然降到了二四〇mg／dl。本來我以為這只是偶然，可能是前陣子太累，或太常喝酒，才導致血糖值飆升到三百mg／dl，但這一個多月來，因為工作上比較放鬆，我也減少了喝酒的次數，所以血糖值才會下降。

可是沒想到，我再過一個月又去驗血時，血糖值竟又下降到一八〇mg／dl；四個月後，則下降到一一〇mg／dl，完全就恢復到了正常值範圍內，甚至連體重也跟著減輕六公斤。

這樣的結果著實令我開心，因為醋黑豆不僅幫我找回了健康，也讓我的身材變好。

如果當時我不知道有醋黑豆的療法，不知道現在的我會不會得臥病在床、為糖尿病所苦呢？

實例七　美白肌膚，窈窕塑身——黑豆茶

新北市‧二十九歲‧公司總機‧袁小姐

我是從前年五月開始喝起黑豆茶。當時我家隔壁樓下開了間花店，我因為很喜歡花，所以常會去光顧，加上彼此又是鄰居，很快就和花店的女老闆成了朋友，只要一有空，兩個人就會天南地北閒聊起來。我們從各種花草聊到了工作上的種種，又從工作生活中聊到了日常的肌膚保養。老闆娘的肌膚看起來白皙水潤，讓人很羨慕，我於是問她究竟是怎麼保養的？想不到，她的答案竟只是簡單的「喝黑豆茶」。

她看起來不像是隨便說說的，於是我便向她請教了做法，想回家試試。因為我的肌膚狀況一直都不是很好，尤其最大的問題是毛孔粗大，一整年都滿臉油光的。

不過，我剛開始喝黑豆茶時並沒有非常期待它的美容效果或治病目的，只是想試試味道而已，就像我長年在飲用的麥茶，一直以來，我都只把它當成一般的解渴茶水來飲用而已，沒奢望它有什麼治病的功效。

我做黑豆茶的方式是先將黑豆炒過，然後直接用熱水泡。我覺得黑豆茶的氣味比麥

茶好很多，喝起來也好喝許多。

因為覺得黑豆茶很好喝，所以我在每天早上跟父親一起出門上班前，都會利用保特瓶裝大約七、八百CC的「黑豆茶」到公司去喝，一整天上班時都喝黑豆茶。

下班回家後，再沖泡約八百CC的黑豆茶，在睡覺前把它喝完。一整天下來，我大概會喝一千五、六百CC的黑豆茶。

自從開始喝黑豆茶後，我跑廁所的頻率變高了。因為一天幾乎要喝一千五、六百CC的黑豆茶，平均每隔一個半小時我就要跑一次廁所，而且和從前相比，排尿的情況也順暢很多。

不僅排尿變順暢，排便情況也改善許多。我雖然沒有便祕的問題，但不知道是不是腸胃稍嫌敏感，所以常有肚子痛、拉肚子的情形。因為這樣，每次出門時我都得小心翼翼，不是不敢亂吃東西，就是一定要確保一旦緊急時有可以上的廁所。

但開始喝起黑豆茶後，只過了一個多月，我不僅每天都能按時排便，也不會動不動就拉肚子了。而且朋友們還說我好像瘦了呢！

當時，我的確也有這種感覺，不僅是照鏡子或照相時能看到臉稍微變小了些，穿裙子或褲子時也能感覺腰圍變鬆了些。站上體重機一量，就發現上頭的數字少了三公斤。

可是在那段時期，我並沒有減少吃東西的食量，依舊繼續吃著喜歡的甜點。當然，在剛開始喝黑豆茶時，我也沒特別期望它有美容塑身的效果，可是想不到才短短一個多月的時間，我的體重就減輕了三公斤，這真是讓我喜出望外。

不單是這樣，我的肌膚狀況也改善很多。之前一直很困擾我的粗大毛孔縮小了，老是一層油光的T字部位跟兩頰的出油也減少很多。在沒有特別更換保養品的情況下，我的肌膚變得光滑又白皙，臉色也變紅潤許多。我向來不化妝，所以只要肌膚有一點點的變化都能立刻看出來。

又過了一段時間後，我的體重又往下掉了三公斤，總共減了有六公斤之多。周遭朋友、同事看到我塑身有成，都紛紛問我用了什麼方法。他們知道我只有喝黑豆茶後，雖然感到很不可置信，但也紛紛嘗試起來。結果當然也很令他們驚豔，他們都說在喝了黑豆茶後，不僅排尿變順暢，體重也都減輕了。

我想，這應該是因為黑豆能夠強化腎臟，促進水分代謝，所以才會在喝完黑豆茶後，增加排尿量跟排尿的次數。而且一百公克的黑豆中含有一千五百毫克的鉀，這點也很利尿。另外，黑豆中所含的「皂甬玳」則有抑制肥胖的作用，所以才能有減重塑身的好效果。

實例八　治好了連醫生都頭痛的「變形性膝關節症」——黑豆酒

嘉義市．四十五歲．公司人資．梁先生

大約從四、五年前起，我就苦於膝蓋疼痛。由於實在痛得難受，於是我便上醫院求診。結果醫生在經過仔細的檢查後告訴我，我這是「變形性膝關節症」。

一般來說，這樣的病症好發於七十歲以上老人，但我明明就才四十歲的年紀，怎麼會患上這毛病？醫生跟我說，這可能是因為我的膝關節本來就不夠健全，一直承受了額外的負擔，所以才會導致年紀輕輕的就提早罹患了這個病。

我的工作性質需要長時間的坐著，每次坐久後想站起來時，膝蓋就會非常疼痛。所以剛站起來時，我沒辦法馬上行走，一定要在原地先站個一分鐘左右才能開始行動。每次上班要從椅子上站起來去上廁所或走到外頭時，都要耗費周章的，讓我覺得很頭痛也很痛苦。

我雖然定期會去醫院報到，可是，不論怎麼看，情況都沒有改善。最後我甚至有些病急亂投醫，只要有人說哪家醫院的醫生有效，我就往哪邊跑，不論是中醫、西醫還是民間療法，我可說全都嘗試過了一輪。可是，卻一點改善都沒有，當時我真的只有絕望的想著，既然都到這地步了，我也實在沒其他辦法，也許自己這一輩子都要受膝蓋痛的折磨了。

可是，大約就在三年多前，我在一間草藥店偶然聽到老闆說喝黑豆酒可以治好膝蓋痛跟相關的骨頭疾病。起初，我很半信半疑，懷疑著是不是真有那麼神奇？但反正這膝蓋痛也沒什麼藥能醫了，就試試也無妨。於是，我向老闆請教了黑豆酒的作法後，馬上就去買材料回家釀酒。

我做黑豆酒的方式是，一次用三百五十公克的黑豆配上一千ＣＣ的清酒。我將清酒放入大型的玻璃容器中，然後將黑豆炒過。我炒黑豆的時間大約是十五分鐘，等黑豆稍微炒焦後，就把黑豆放入裝清酒的容器中。

接著，將泡著清酒的黑豆放置陰涼處約十二小時，黑豆酒會變成紫紅色的，此時，只要將黑豆酒過濾，再裝回瓶子裡，等個一、兩天就可以喝了。

我每次都是請我老婆幫我做黑豆酒，她每次做的黑豆酒都可以讓我喝上兩個月。

我通常是在早、午餐以及午、晚餐中間各喝一次黑豆酒，每一次都喝一小杯（約一百CC）。我本來就不討厭喝酒，加上黑豆酒喝起來很香醇好入口，所以即便每天喝也喝不膩。

我持續喝了三個月後，膝蓋的痛楚就明顯減緩很多，又喝了半年後，膝蓋就幾乎完全不會痛了。

這幾年間，為了治療膝蓋痛，我前前後後不知道跑了各大小醫院多少遍，但是，這非但治不好我的膝蓋痛，甚至連醫生都只能束手無策的放棄。可是想不到，我才持續喝了約九個月的黑豆酒，痛苦折磨我的膝蓋痛就如夢般煙消雲散了。

回想起來，我受膝蓋痛之苦已經好長一段時間了。不論搭乘什麼交通工具，剛下車時幾乎都是無法走動，一定要休息一段時間才能開始走路，即便只是從車站等處走到外頭，中途也要停下來休息好幾次。

每次若走路的時間較長，膝蓋就一定會非常疼痛。但若是完全不動也不是辦法，所以我常都得咬著牙走路。

可是如今，我的膝蓋不再疼痛，過往的苦難一切都像過眼雲煙般。我膝蓋痛的時候，不只是我本人痛苦，連我的老婆也跟著擔心操勞。看到我不再為膝蓋痛所苦後，她比誰都還高興呢。

實例九　降血壓兼烏髮——黑豆咖啡

雲林縣．四十四歲．舞蹈老師．林小姐

我從六歲起就開始學舞，主攻民族舞蹈，也有民族舞蹈的教師證。結婚後，我仍持續在教舞。雖然我一直有在跳舞，但說實話，我的身體並沒有因此就特別健康硬朗。而且在過了四十歲後，就總是會感到很疲勞，也一直苦惱於居高不下的血壓及肩膀痠痛。

我在得知自己罹患了高血壓後，都會定期去看醫生拿降壓藥吃，可是，血壓就是沒有下降。尤其是當身體有點不舒服而去量血壓時，高血壓往往會高到一八〇。每次碰到這種情況，都讓我覺得渾身不舒服，一整天都不想動。

除了高血壓，肩膀痠痛的情況也很令我苦惱。我的頸間總是會出現僵硬、疼痛的情況。醫生說，這其實跟高血壓有關。

此外，我在過了四十歲之後之所以很容易會感到疲倦，我想那應該跟我體重的增加脫不了關係。以前，也許是因為練舞的關係，我的體重多維持在四十三～四十五之間（我的身高為一五六）。可是在過了四十歲後，我的體重竟逐漸攀升到五十八公斤！

雖然醫生跟營養師都說，五十八公斤的體重對我而言並不算很胖，但若是想要維持健康，還是把體重減下來一點比較好。

我在胖了十多公斤後，就覺得自己的身體好像很沉重，像是揹了十幾公斤的肉在身上一樣，活動起來很不自在、靈活。特別是在跳舞時，有時在身體需要用力的部分，往往都不能像從前那樣隨心所欲。因此，我甚至還萌生了要放棄跳舞的念頭。

就在那個時候，我先生聽一位食品營養專家的朋友說，黑豆咖啡對高血壓、肩膀痠痛以及減肥都有幫助。於是我便去打聽了黑豆咖啡的作法，第二天起就泡給自己喝。

我每天都會在三餐飯後喝黑豆咖啡，共喝三次。我的喝法是在杯中加入兩匙的黑豆咖啡粉，然後再沖入兩百CC熱水飲用。

我之前其實沒有很喜歡喝咖啡，因為嫌它味道苦澀，又傷胃，但黑豆咖啡不同，它有一種類似可可的味道，喝來很是順口，而且還不傷胃。

我雖是在半信半疑下開始喝起黑豆咖啡，但想不到後來的結果竟出乎我意料之外，而且是只有短短三天，就出現了成效。

除了高血壓、肩膀痠痛、體重增加外，我其實也有便祕的困擾，而且這困擾還糾纏了我十多年之久。可是想不到，在我開始喝黑豆咖啡後的第三天起，我的排便就明顯變順暢很多。解除了便祕的問題後，我覺得自己的身體似乎也變輕盈了。

又過了兩個月後，我的肩膀痠痛就完全消失，血壓也開始緩緩下降。當時，我的高血壓已降低到一四〇，而低血壓也降低到了八〇，可說都恢復了正常值。

血壓下降後，我的體重也開始跟著往下掉。開始喝黑豆咖啡半年後，我的體重就減輕了六公斤。體重減輕後，我跳起舞來也就不覺得吃力，而且也不會經常覺得疲倦了。

不只如此，甚至連我之前的滿頭華髮也開始漸漸長出黑髮來。以前我幾乎是每三個月就要染一次頭髮，不然就會滿頭白，很難看，但開始喝黑豆咖啡後，我近來長出的頭髮都是黑色的，再也不用頻繁染髮了。

實例十　消除疲勞，增強免疫力——黑豆水

台中市・五十歲・文字工作者・蔡先生

我們家對面開有一間五金行，店老闆的身體向來健康，他說自己已經五十多快六十歲了，但一直都是無病少痛的，而且他的臉色看起來很紅潤，膚質與髮質都很好，看上去就跟四十多歲沒兩樣。

我很好奇他是如何保養的，於是便向他請教，可是他卻只笑著對我說，自己不過就是長年都在喝黑豆水而已。

天下真有這麼簡單的事嗎？我感到非常不可置信，看我一副懷疑的樣子，老闆進一步向我解釋：「黑豆水真的對身體有很大的好處，不僅有益健康，還能養顏美容。正所謂保養重於治療，與其等到生了病才慌慌張張找醫生就醫，不如在平時就喝黑豆水保健養生。而且黑豆只是一般的食材，沒有任何毒性，不會增加身體負擔，也不會對身體造成刺激，所以可以放心飲用。」

隨著時代的進步，近年來大家的飲食習慣都偏西化，很容易就會使血液中的膽固醇

增加，也很容易讓人罹患成人病。我的年紀已經步入中年，體力上也出現了走下坡的現象，所以我決定聽從五金行老闆的建議，從平時就開始喝黑豆水來保健養生。

從那一天起，不只我，我們全家都喝起了黑豆水。我們一天會喝三次，分別是在早、中、晚餐時喝。

從開始喝黑豆水起，我發現我家成員們的身體似乎都變強健了，證據就是他們都不太容易感冒了。像我也是，以前我只要一感冒，喉嚨就會發炎腫痛，因此，我常得服用抗生素。可是，自從我們開始喝黑豆水後，就算不小心感冒了，也能很快就痊癒。

而且喝黑豆水後，我覺得自己的身體變輕盈不少，體重也減輕了四公斤。

此外，我的職業是一個文字工作者，偶爾會為了寫稿而熬夜。以前，我只要熬夜一晚，整個人就會疲累三天。可是開始喝黑豆水後，即便是熬夜寫稿或者為了看稿而體力透支，只要睡上一覺，到了第二天，就能神清氣爽，精神奕奕的。

在我同輩的朋友中，有許多人都為頂上白髮而煩惱，常常都需要染髮。說實話，我的白髮並不嚴重，但還是有，也是約半年需要染一次的頻率。但現在，我的白髮沒有了，而且皮膚也變得比以前更好，臉上本有的斑點更是少了許多，許多朋友見了我都驚訝地說我看起來好像回春了。

一開始，我太太對黑豆水很是排斥，並不喜歡喝，可是在我力勸下，她也乖乖喝起黑豆水。

我太太以前氣管很不好，只要空氣一乾、季節轉變或是聞到比較刺激的味道時就會不斷咳嗽，也動不動就會感冒。可是近來，她咳嗽的次數減少，也很少感冒了。

後來我聽人說，黑豆中含有許多抗病毒的成分，也有能夠延緩老化的鋅與錳。這些成分都能有助提高免疫力，因此能保護人體不被病毒入侵。至於黑豆中所含其他如卵磷脂、植物卵泡激素以及有機鐵等，則能活化腦細胞，有助預防癡呆。

附　錄

各式黑豆
產品

市面上販售有許多黑豆的相關產品，從簡單的黑豆水，到各式黑豆保健食品，品項可謂應有盡有。如果嫌自己動手做太麻煩，那或許可選擇花點錢購買這些現成品。不過，為了能放到市場上販賣，這些製品多會經過加工，既是經過加工製成的成品，自然就會摻有添加物。那麼，在面對這麼多玲瑯滿目的黑豆產品時，又該怎麼選擇呢？

一般市面上常見與黑豆相關的製品，多以茶水類為主，雖然主原料仍是黑豆，但配上不同的附加成分，就會有不同的療效。尤其需要注意的是，在這些飲品或相關產品中是否參雜了其他不太需要的添加物？

黑豆水

市面上販賣的各式黑豆水，分別有如下的成分：

(A) 有機黑豆。

(B) 天然黑豆二十倍濃縮精萃。
(C) 黑米、黑豆、黑木耳、黑芝麻、黑桑葚、麥芽糊精。
(D) 黑大豆種皮萃取物、金萃燕麥萃取物、荷葉萃取物、寒天粉、水、冰糖、柑橘果膠。
(E) 黑豆萃取、黑米萃取、黑木耳萃取、黑核桃萃取、黑芝麻萃取、維生素E。
(F) 黑豆、鹽。

其實黑豆水的作法應該是最單純的了，只要將洗淨、炒過的黑豆用熱水沖泡即可。但如果平時沒什麼時間炒黑豆，又希望能方便攜帶，市面上有販賣的單包黑豆水就會是不錯的選擇。只是在購買時建議可以選擇成分較為單純的，因為一般的黑豆水只要用炒過的黑豆泡水就十分有療效，所以實在不需要再多添加什麼其他的東西。

黑豆烏龍茶

市售黑豆烏龍茶的成分一般較為單純，僅有：黑豆、烏龍茶。

一般市面上所販售的黑豆烏龍茶品項並不多，而且原料成分都很單純，只有黑豆跟烏龍茶而已，喝起來比較天然、安心。

黑豆玄米煎茶

市售的黑豆玄米煎茶種類並不多，分別有以下兩種不同的成分：

(A) 黑豆、自然栽培茶葉、玄米。

(B) 麥子、黑豆、決明子、蕎麥、玄米。

煎茶是一種日本茶，屬加工的綠茶。所謂的玄米就是烘焙過的糙米，玄米茶則是在綠茶中摻入烘焙過的糙米沖泡而成的。要自製玄米並不是那麼方便、容易，若想享受不同的黑豆茶口味，而市售產品的成分又單純，倒也是不錯的選擇。

牛蒡黑豆茶

市售牛蒡黑豆茶的成分有兩種：

(A) 牛蒡、黑豆。

(B) 牛蒡、黑豆、甘草。

兩款商品的成分都很單純，又是做成茶包的方式，很方便攜帶、沖泡。但若還是有疑慮，或許可以考慮自己做。只要將黑豆洗淨泡軟，將牛蒡洗淨切片後加水一同放入鍋中燉煮即可。因為用料單純，相對做起來也簡易。擔心市售商品內容與其標示不符的人，就可以試著自己動手做。

黑豆麥茶

黑豆麥茶的成分有以下兩種：

(A)　黑豆、大麥。

(B)　黑豆、小麥。

以上四種黑豆茶類（黑豆烏龍茶、黑豆玄米煎茶、牛蒡黑豆茶、黑豆麥茶）的內容物都非常單純，純粹只有幾種主原料而已，完全沒有摻入任何添加物。喝起來既方便又安心。

黑豆醋

市售黑豆醋的成分有：

(A) 有機糙米醋、有機黑豆、有機糖。

(B) 黑豆浸泡醋、蔗糖、水、麥芽糖、蜂蜜、糖蜜、鹽。

(C) 天然有機糙米醋、天然黑豆。

黑豆醋的製造成分種類雖有多有少，但基本上來說都算是天然的東西，純粹只有口感、味道上的不同而已。不喜歡摻入太多其他物質，只想食用單純黑豆味道的人，可以挑選只有黑豆與醋兩種原料的來食用。

黑豆玄米抹茶

黑豆玄米抹茶的成分有：

(A) 黑豆粉、玄米、抹茶粉、植物性奶精、細砂糖。

(B) 植物性奶精、品質改良用劑（磷酸氫二鉀、乳酸硬脂酸鈉、二氧化矽、消泡劑、氫化棕櫚油、脂肪酸山梨醇酐酯、卵磷脂）、乳化劑（脂肪酸甘油脂、單及雙脂肪酸甘油、二乙醯酒石酸脂）、著色劑（β-胡蘿蔔素）、香料、蔗糖、黑豆、玄米粒、抹茶粉、麥芽糊精。

若單只是黑豆玄米抹茶，其實就只需要黑豆、玄米、抹茶三項原料即可，添加砂糖是為了增加甜味，至於其他添加物，可能是為了能長期保存才加入的。但若是加了太多人工添加物，反倒會對身體健康有所影響，這樣就失去喝黑豆茶的意義了。

黑豆玄米抹茶拿鐵

黑豆玄米抹茶拿鐵的成分：砂糖、奶精【玉米糖漿、氫化植物油、酪蛋白鈉、磷酸氫二鉀、聚磷酸鉀、乳化劑、防結塊劑（矽鋁酸鈉）、天然色素（阿娜多、薑黃素）、乳清粉、香料】、抹茶粉（綠茶葉）、黑豆粉、玄米粒。

黑豆玄米抹茶拿鐵就是在黑豆玄米抹茶的基調上加入拿鐵的元素。從前項中的黑豆玄米抹茶就能看出，其中成分已屬複雜，再加上拿鐵也只是更增添了添加物而已。若是想藉由服食黑豆來養身保健，那麼建議還是回歸簡單、自然的食材就好。

黑豆抹茶

黑豆抹茶的成分：

(A) 青仁黑豆、薏仁、黑米、綠茶粉（日本宇治縣抹茶粉）、小麥胚芽、茯苓、芝麻、蕎麥、糙米、銀杏（白果仁）、燕麥、百合、蓮子及少量葡萄糖。

(B) 青仁黑豆、薏仁、黑米、燕麥、蕎麥、小麥胚芽（含有麩質穀類）、砂糖、日本綠茶粉、糙米、百合、蓮子。

雖名為黑豆抹茶，但從成分標示中可以看出，內容成分都很多樣繁雜，並不單只有黑豆與抹茶而已。不過內容物多屬天然，對健康較不會造成不良的影響。

黑豆咖啡

市售黑豆咖啡的成分：黑豆、咖啡。

如果要自己做黑豆咖啡，其實只要將黑豆炒過並磨成粉就好，那樣製做出來的黑豆咖啡，雖名為咖啡，但徒有咖啡的香氣，並沒有咖啡因，不用擔心因喝得過多而產生骨質疏鬆或心悸等問題。所以，若介意咖啡因成分的人，恐怕並不適合飲用這類市售產品。

黑豆酒

市售黑豆酒的成分有：

(A) 米、黑豆萃取液、黑糖。

(B) 炒熟的黑豆、基酒。

釀酒其實不難，只是手續、工程複雜麻煩了一點，相較之下，買市售的是方便很多。而且從以上舉例可以看出，釀酒的原料也很單純，只是若有使用基酒（調酒中作為主材料的酒）來釀製的黑豆酒，就需要注意其所使用的酒類為何。

蜜黑豆

作為點心類食用的蜜黑豆市售產品有很多，其不同的成分有：

(A) 有機黑豆、有機糖、鹽。

(B) 黑豆、海藻糖、食鹽、麥芽糖、特級醬油。

(C) 黑豆、純蜜。

(D) 黑豆、海藻糖、精製麥芽糖、食鹽、特級醬油、糖。

(E) 黑豆、特砂、醬油。

(F) 黑豆、麥芽糖。

(G) 黑豆、特砂、醬油、紅豆、焦糖、特砂。

蜜黑豆一般多被當作零嘴來食用，製作蜜黑豆的方式也很簡單。市售蜜黑豆的品項很多，使用成分、原料也多寡不一，但主要一定有黑豆與糖類。選購時，若不想為身體多添負擔，或許可選購成分單純的產品。

黑豆漿

市售黑豆漿的成分有以下幾種：

(A) 青仁黑豆、水。

(B) 青仁黑豆、黃豆、綠豆、黑糖、黑芝麻、白芝麻、麥片、玉米、小米、燕麥、栗、高粱、紅豆、蓮子、銀杏、松子、蕎麥、芡實、豌豆、淮山、薏仁、小麥胚芽、小麥麩皮。

(C) 青仁黑豆、有機砂糖、水。

(D) 白仁黑豆、有機黃豆、黑芝麻、水。

(E) 水、特砂、黑豆、大豆蛋白、植物油。

(F) 青仁黑豆、麥芽糖、黃豆。

自從有了打豆漿機後，要在家做豆漿就變得簡單許多。但如果家中沒有豆漿機，又或者想省事的人，市面上也有多種黑豆漿可供選擇。而且這些豆漿中的成分大多屬天然，甚至還可以加入其他材料，喝出更多種多樣的口感。

國家圖書館出版品預行編目(CIP)資料

黑豆簡單吃,瘦出好體質 / 吳倨作. -- 初版. --
新北市 : 世茂, 2016.01
面 ; 公分. -- (生活健康 ; B402)

ISBN 978-986-92327-9-1(平裝)

1.食療 2.豆莢類 3.健康食品

418.91 104024751

生活健康B402

黑豆簡單吃，瘦出好體質

作　　者／吳　倨
審　　訂／王玫君
封面設計／季曉彤（小痕跡設計）
主　　編／簡玉芬
責任編輯／楊鈺儀
出 版 者／世茂出版有限公司
地　　址／(231)新北市新店區民生路19號5樓
電　　話／(02)2218-3277
傳　　真／(02)2218-3239（訂書專線）
(02)2218-7539
劃撥帳號／19911841
戶　　名／世茂出版有限公司
單次郵購總金額未滿500元（含），請加50元掛號費
世茂網站／www.coolbooks.com.tw
排版製版／辰皓國際出版製作有限公司
印　　刷／祥新印刷股份有限公司
初版一刷／2016年1月
二刷／2018年4月

ISBN／978-986-92327-9-1
定　　價／280元